Infecciones de Transmisión Sexual

ARMAS - BARRAGÁN - BARZALLO - CHRISTIANSEN - DÍAZ
FLORES - LANDETA - PRUNA - SALAS - SANGURIMA

IMPORTANTE

La información aquí presentada no pretende sustituir el consejo profesional en situaciones de crisis o emergencia. Para el diagnóstico y manejo de alguna condición particular es recomendable consultar un profesional acreditado.

Cada uno de los artículos aquí recopilados son de exclusiva responsabilidad de sus autores.

2019 Cuevas Editores,
Diseño de Portada: Isabel Coellar
ISBN: **9781075209314**
Impreso en Ecuador - Printed in Ecuador
Cualquier forma de reproducción, distribución,
comunicación pública o transformación de esta obra solo
puede ser realizada con la autorización de sus titulares,
salvo excepción prevista por la ley.

ÍNDICE DE AUTORES

MD. VANESSA MICHELLE BARZALLO PUEBLA
Médico por la Universidad Central del Ecuador
Médico General en funciones Hospitalarias en Hospital Luz Elena Arizmendi de Nueva Aurora de Ministerio de Salud Pública.
Enfermedades de transmisión sexual

MD. KAREN PAOLA BARRAGÁN ARIAS
Médico por la Universidad Central del Ecuador
Médico General-Centro de Especialidades Medicas AMEDIC&CAL
VIH / SIDA

MD. FERNANDA CHRISTIANSEN AYALA
Médico por la Universidad de las Américas
Médico general en funciones hospitalarias del Hospital San Francisco del Instituto Ecuatoriano de Seguridad Social
Virus hepatitis B

MD. GABRIELA VANESSA FLORES MONAR
Médico de la Universidad Central del Ecuador
Médico general en funciones hospitalarias del Hospital San Francisco del Instituto Ecuatoriano de Seguridad Social
Sífilis

MD. SILVIA ELIZABETH LANDETA IZA
Médico por la universidad Central del Ecuador
Médico general en funciones hospitalarias del Hospital San Francisco del Instituto Ecuatoriano de Seguridad Social
Papiloma virus

MD. ANA GABRIELA SANGURIMA ROBALINO
Médico por la Universidad Central del Ecuador Médico general de primer nivel de atención del Centro de Salud Fray Bartolomé de Las Casas
Gonorrea

MD. VANESSA ELIZABETH ARMAS LEMA
Médico por la Universidad Central del Ecuador
Médico Rural del Centro de Salud de San Buenaventura
Herpes Virus

MD. SAMANTHA RASHELL DÍAZ MUÑOZ
Médico por la Universidad Central del Ecuador
Médico Rural del Centro de Salud Dikaro - P. N. Yasuní - Fco. de Orellana
Charcroide

MD. TERESA ALEJANDRA SALAS HAAS
Médico por la Universidad Central del Ecuador
Médico general en funciones hospitalarias del Hospital Pediátrico Baca Ortiz
Molusco contagioso

MD. LISBETH JULIANA PRUNA VERA
Médico por la Universidad Laica Eloy Alfaro
Médico general en funciones hospitalarias del Hospital San Francisco del Instituto Ecuatoriano de Seguridad Social
Tricomononiasis

ÍNDICE

1. Enfermedades de transmisión sexual — 11
Vanessa Barzallo

2. VIH / SIDA — 21
Karen Paola Barragán

3. Virus hepatitis B — 33
Fernanda Christiansen Ayala

4. Sífilis — 45
Gabriela Flores

5. Papiloma virus — 59
Elizabeth Landeta

6. Gonorrea — 71
Ana Gabriela Sangurima

7. Herpes Virus — 81
Vanessa Armas

8. Chancroide — 99
Rashell Díaz

9. Molusco contagioso — 113
Teresa Salas

10. Tricomononiasis — 127
Lisbeth Pruna

1. ENFERMEDADES DE TRANSMISIÓN SEXUAL
Md. Vanessa Michelle Barzallo Puebla

ENFERMEDADES DE TRANSMISION SEXUAL

Introducción

Al hablar de sexo y de enfermedades de transmisión sexual, se entiende que en muchas de las regiones sigue siendo un tabú dentro de la sociedad , por lo cual vamos a dar a conocer varias enfermedades con más prevalencia en la población en general y como se pueden evitar dando a conocer los factores de riesgo a los que podrían estar expuestos (Autoría propia).

Concepto

Las infecciones de transmisión sexual (ITS) es una de las problemáticas mas comunes y universales de la Salud Publica, su alta morbilidad y posibilidad de secuelas, tanto a corto, medio como a largo plazo para lo cual es importante como manejar cada una de ellas desde la prevención hasta el tratamiento y seguimiento de la misma (Artieda, 2018).

Las enfermedades e infecciones de transmisión sexual principalmente se contraen por contacto sexual, pero también hay otras vías de transmisión en la que puede suceder que una persona puede contraer dichas enfermedades por contacto de fluidos corporales como sangre, semen, y fluidos vaginales que están implicados directamente como una vía de entrada para que los organismos contagien a las personas.

Se ha determinado que existen infecciones de transmisión sexual que no es por vía sexual en general y estás son las determinadas madre a hijo, durante el embarazo o el parto, transfusiones de sangre o agujas compartidas (Artieda, 2018).

Teniendo en cuenta que aproximadamente existen mas de treinta virus, bacterias, parásitos, que se conoce que se transmiten por contacto sexual de los cuales ocho de ellas están relacionados al incremento de enfermedades de transmisión sexual y de los cuales cuatro son totalmente curables (Artieda, 2018).

Agentes Bacterianos	Agentes Virales
-Neisseria gonorrrrhoeae -Chlamydia trachomatis -Mycoplasma hominis -Ureaplasma urealtycum -Treponema pallidum -Gardenerella vaginalis -Haemophylus ducreyi -Shigella spp -Salmonella -Campylobacter fetus -Calymunatobacterium -Granulomatis -Mobilluncus spp -Streptococcus grupo B	-Herpes simplex virus (I-II) -Virus hepatitis B (A?) -Papilomavirus humano (papovavirus) -Virus de molusco contagioso (pox-virus) -Citomegalovirus -VIH 1-2
	Protozoos
	-Crytosporidium -Giardia lamblia -Entamoeba histolytica -Trichomonas vaginales
Hongos	**Ectoparásitos**
Candida albicans	Phthirius pubis Sarcoptes sacbiei

Figura I .Diferentes tipos de agentes patógenos que provocan enfermedades de transmisión sexual. Fuente (OMS,2016).

Dentro de organismos que provocan enfermedades de transmisión sexual curables tenemos.
•Bacterias (gonorrea, sífilis, clamidia)
•Parásitos (Tricomoniasis)
Dentro de organismos que provocan enfermedades de transmisión sexual incurables tenemos.
•Virus (Papiloma humano, herpes genital, HIV, hepatitis B,C)

Últimamente se ha visto que es posible contraer enfermedades de transmisión sexual de personas que aparentan estar muy sanas, y que incluso no tienen conocimiento que están padeciendo una de ellas, ya que las enfermedades de transmisión sexual no siempre se presentan síntomas (OMS, 2016).

Valoración de riesgo y control de enfermedades de transmisión sexual
Para valorar el riesgo individual para las enfermedades de transmisión sexual es importante que se realice un interrogatorio propicio, en el que podamos incluir preguntas sobre su conducta sexual y otros factores de siendo reiteradamente citados comúnmente sobre estas enfermedades (Blanco, 2017).

Siendo así mencionamos ítems importantes que se ira explicando a posterior

a) Estar entre los 15 y 25 años.
b) Estar en contacto sexual con una persona que padezca de una enfermedad de transmisión sexual.
c) Estar en contacto sexual con diferentes parejas.
d) Cambiar de pareja sexual en los últimos meses.
e) Tener antecedentes previos de enfermedad de transmisión sexual.
f) Historia psicosocial : prostitución.
g) Víctima de violencia sexual.
h) Consumir drogas de uso endovenoso compartiendo agujas.
i) Uso inconsistente de métodos de barrera con parejas casuales.

Tabla 1. Factores de riesgo

Relaciones entre Parejas	
Contexto actual	•Única pareja (Tiempo)
Posibles problemas	•Infidelidad/ promiscuidad/violencia /abuso
Conducta Sexual Actual	
Parejas	•Contacto Sexual con pareja habitual/ múltiples parejas •Numero de parejas que tuvo contacto en tres y doce últimos meses •Contacto sexual con personas de otros países •Contactos sexuales en lugares inusuales y públicos (como sauna, piscinas, moteles)
Preferencias Sexuales	•Relaciones Sexuales con (hombres/mujeres transexuales/ practicas grupales)
Actos Sexuales	•Practicas sexuales (vaginal, oral , anal) •Uso de preservativo /frecuencia (siempre, rara vez, nunca)/uso desde el inicio de la relación sexual o solo cuando existe eyaculación •Contactos/ pareja habitual / parejas ocasionales •Penetración (sexo oral, sexo anal, vaginal).
Antecedentes de Enfermedades de Transmisión Sexual	
Test Previos **ITS previas**	•Realización de pruebas de enfermedades de transmisión sexual /VIH/. •Tiempo de última prueba (meses)
Antecedentes Ginecológicos	
Anticonceptivos	•Orales/inyectables/intrauterinos/barrera/implante
Embarazos	•Numero de gestaciones, partos, cesáreas, abortos, complicaciones
Citología	•Numero de citologías/ resultados/tratamientos
Consumo de Drogas	

Consumo habitual	•Consumo de drogas/ tipos /alcohol
Practicas Sexuales / drogas	•Relaciones sexuales bajo el efecto de alcohol y drogas/ frecuencia
Antecedentes Psicosociales	
Prostitución	•Relaciones sexuales con personas extrañas a cambio de dinero/frecuencia/ ultima vez / exámenes periódicos
Vacunas administradas	• HPV (antes de vida sexual activa) • Hepatitis A / Hepatitis B

La tabla 1 muestras los distintos factores de riesgo de acuerdo a una valoración breve individualizada que se debe interrogar: Autoría Propia.

Valoración Individualizada

La valoración individual es importante para el diagnóstico propicio de las enfermedades de transmisión sexual y a su vez evaluar el riesgo de cada paciente y en caso de estar propenso a ello establecer un consejo personalizado (Blanco, 2017).

Para lo cual se garantizará un ambiente adecuado para interrogar con naturalidad, las preguntas deben ser concisas para determinar los factores de riesgo frente a enfermedades de transmisión sexual.

A cada persona se le informara de la problemática de prácticas sexuales con la debida protección y aconsejar sobre medidas de prevención de las mismas.

Se debe tener en cuenta que al momento de consultar factores de riesgo es importante mencionar síntomas y el tiempo que ha evolucionado sin en caso existió relaciones no protegidas y el inicio de los mismos (Blanco, 2017).

Para lo cual se detallará a continuación algunos signos y síntomas de alarma que se podrían presentar y que nos pueden ayudar a guiar que estamos padeciendo de una enfermedad de transmisión sexual.

Nivel General
- Fiebre, malestar, perdida de peso, dolor en las articulaciones, dolor de cabeza, alteraciones visuales o auditivas.
- Lesiones que estén presentes en boca y mucosas (como verrugas, placas blanquecinas)
- En piel lesiones o manchas limitadas.

Nivel Genital
Hombre Puede presentar secreción blanca o amarilla, en escasa, mediana o alta producción de la misma, así como también puede presentar sangrado.
- Prurito, dolor al orinar,
- lesión en mucosas, (costras, verrugas, vesículas)
- dolor o que varié el tamaño de los testículos

Mujer Puede presentar secreción vaginal, alteraciones menstruales, lesiones a nivel de labios , sangrados en el momento de la relación sexual, dolor pélvico (Blanco,2017).

Región Anal dolor con las deposiciones, presencia de sangre o pus.

Tamizaje de Enfermedades de transmisión sexual en poblaciones en riesgo.

En las poblaciones de riesgo se trata de efectuar como es que las enfermedades de transmisión sexual cursan en forma asintomática, pero a veces se desarrollan complicaciones graves sin tratamiento (Blanco, 2017).

Por lo cual la identificación precoz no solo puede permitir un tratamiento adecuado en el momento propicio sino que también se podría iniciar un estudio de contactos , para que se cree un beneficio individual y colectivo para la salud pública, al tratar de cortar la cadena de transmisión y con ello prevenir nuevas enfermedades (Blanco,2017).

Por lo cual un tamizaje o cribado se debe realizar en:
1. Embarazadas en los tres trimestres de embarazo, intraparto y puerperio (riesgo de infección intrauterina o perinatal).
2. Jóvenes menores de 17 años o que hayan iniciado su vida sexual antes

de edad reproductiva.
3. Personas que hayan sufrido abuso sexual (violación).
4. Hombres y mujeres heterosexuales que hayan tenido conductas de riesgo (mencionadas anteriormente).
5. Hombres que tienen practicas sexuales con hombres (homosexuales).
6. Transexuales.
7. Personas que realicen practicas sexuales grupales.
8. Personas infectadas por VIH.
9. Personas que ejercen la prostitución.
10. Personas que sean privadas de la libertad.
La periodicidad del cribado va a depender de la valoración individual personal que se realice, el tipo de serología, antecedentes, seguimiento, y tratamiento de la misma en caso de haber tenido antecedentes de padecer enfermedades de transmisión sexual.

Vigilancia de las Enfermedades de Transmisión sexual
Dentro de la vigilancia de las enfermedades de transmisión sexual se derivan cuatro importantes componentes, como son notificación de casos, evaluaciones de la prevalencia, evaluación de la etiología de los síndromes que conforman las enfermedades y el propicio seguimiento de la resistencia de agentes antimicrobianos. En la comunidad se debe recibir asistencia para pasar de una vigilancia sindrómica a una vigilancia etiológica (ONUSIDA, 2005).

Para lograr aquello debemos tener conocimiento de las enfermedades más comunes, que en el transcurso del libro presentaremos las más importantes y así introducir diagnósticos asequibles, proporcionar la atención adecuada a cada uno de ellos y centrarnos en las principales signos y síntomas para poder adquirir un sistema de alarma adecuado en el cual podamos manejar monitorear sistemáticamente su prevalencia en las poblaciones vulnerables por grupos etarios.

Enfoques Conductuales
Generalmente los enfoques conductuales simbolizan la prevención primaria contra las enfermedades de transmisión sexual que pueden incluir.
-Se puede dar asesoría sexual integral, que pueden ser antes o después de las pruebas de enfermedades de transmisión sexual.

-Consejería acerca de practicas sexuales seguras, para así disminuir el riesgo de contraer enfermedades de transmisión sexual.
-Disminuir tabúes en grupos de población vulnerables.
En el enfoque conductual podría mejorar la capacidad de las personas para reconocer signos y síntomas de las enfermedades de transmisión sexual, lo cual se trata de que se alienten a las personas a que se pueda prevenir y dar a conocer ciertos factores de riesgo para evitar las mismas (ONUSIDA, 2005).

Datos y Cifras Importantes acerca de las Enfermedades de transmisión sexual

Según la OMS estipula que cada día un millón de personas contraen enfermedades de transmisión sexual. Anualmente las cifras son alarmantes ya 357 millones de personas se contagian por cuatro particularidades afecciones que han sido de mas prevalencia como son (clamidiasis, gonorrea, sífilis y tricomoniasis)(OMS,2016).

Con un valor estimado de 500 millones de personas son portadoras del virus (herpes genital tipo II). Con un valor estimado de 290 millones de mujeres poseen en virus del papiloma humano (HPV).

En su gran mayoría los casos que se reportan con enfermedades de transmisión sexual son asintomáticas o tiene sintomatología leve que no necesariamente permiten un diagnostico confirmatorio. En las mujeres embarazadas se ha presentado 900.000 casos que contraen sífilis, lo que provoco complicaciones de muerte prenatal.

Recomendaciones

Debemos centrarnos cuando debemos consultar a un medico inmediatamente en casos puntuales.
1.Antes de comenzar a tener relaciones sexuales, exista un cambio de pareja.
2.Persona sexualmente activa y haber estado expuesto para contraer una infección de transmisión sexual.
3.Signos y síntomas que se presenten paulatinamente después de haber tenido conductas de riesgo.
4.Cuando se padezca de algún tipo de enfermedad averiguar calendario de vacunación vigente.

BIBLIOGRAFÍA

1.*Blanco,J.L.,Blanco,J.R.,Camino,X.,Curran.A.,Diaz.A.,Gil.L.,Hidalgo.C.,... Viñuela.M.C,(Marzo 2017), Diagnostico y tratamiento de las infecciones de transmisión sexualen adultos ,niños,y adolescentes. Recuperado de http://seimc.org/contenidos/ gruposdeestudio/geits/pcientifica/documentos/geits-dc-ITS-201703.pdf.*

3.*Artieda,A.C (viernes 2 de febrero del 2018).Infecciones de transmisión sexual en el adolescente , lo que el pediatra de primaria debe saber. Recuperado de https:// www.aepap.org/sites/default/files/201207_infecciones_transmision_sexual*

5.*OMS.(2016). Estrategia mundial del sector de la salud contra las infecciones de Transmisión sexual 2016–2021, hacia el fin de las ITS. Recuperado de https:// apps.who.int/iris/bitstream/handle/*

7.*ONUSIDA,(2005). Enfermedades de transmisión sexual : políticas y principios de prevención y asistencia, Recuperado de https://www.unaids.org.*

2. VIH / SIDA
MD. Karen Barragán Arias

VIH / SIDA

Definición
VIH significa virus de inmunodeficiencia humana, este es un virus que destruye las células encargadas de la defensa de nuestro organismo (sistema inmunitario), una vez que este virus daña el sistema inmunitario el organismo se hace más propenso a infecciones, tumores y otras enfermedades. En cuanto al término SIDA, significa síndrome de inmunodeficiencia adquirida es la fase más grave de la infección del VIH.
Una vez contraído el virus permanece en el organismo durante toda la vida. No existe un tratamiento que elimine por completo la infección por el VIH, pero sí existe medicamentos que ayudan a mantener controlada la enfermedad y así se disminuyen las posibilidades de contagio a otras personas (CEPVVS, 2014).

El virus de inmunodeficiencia humana se transmite de persona a persona. Sólo cuatro fluidos: la sangre, el semen, las secreciones vaginales y la leche materna, infectados por VIH pueden transmitirlo. El virus para ingresar al cuerpo lo hace a través de heridas en la piel y de las membranas mucosas (revestimiento del interior de la boca, interior de la vagina, el recto, el pene) (CEPVVS, 2014).

Vías de transmisión
- Sexual
Durante relaciones sexuales con penetración anal o vaginal sin preservativo o sexo oral. Si una persona presenta otras infecciones de transmisión sexual el riesgo de infección por VIH aumenta.
- Sanguínea
Al compartir jeringas, agujas, material de inyección o cualquier instrumento cortante que haya estado en contacto con sangre infectada. Además, el uso de instrumentos para realizar tatuajes, piercing, acupuntura, perforación de orejas.
- Vertical
La transmisión se produce durante el embarazo, el parto o la lactancia de una mujer con infección VIH positiva a su hijo/a.

Estadios
La infección por el VIH se diferencia en tres etapas:
Infección aguda
Es la etapa más temprana de infección por el virus y, por lo general, se manifiesta en un lapso de 2 a 4 semanas de adquirirla. Durante esta fase, algunas personas presentan síntomas similares a los de la influenza (gripe), como fiebre, dolor de cabeza y erupción cutánea. En esta fase, el VIH se reproduce rápidamente y se propaga por todo el cuerpo (MSP, 2012).

Infección crónica
La segunda fase también llamada infección asintomática por el VIH o fase de latencia clínica. Durante esta fase de la enfermedad, el VIH continua reproduciéndose en el cuerpo pero en concentraciones muy bajas. Aunque por lo general no se presentan síntomas, el virus se puede propagar. Sin tratamiento medicamentoso esta etapa puede evolucionar a SIDA en 10 años o más. (MSP, 2012).

SIDA
Es la fase final y mas grave de la infección por el VIH. El virus ha destruido el sistema inmunitario, el organismo ya no puede luchar contra infecciones. Estas personas tienen un recuento de linfocitos CD4 de menos de $200/mm^3$. Sin tratamiento, por lo general, las personas con SIDA sobreviven 3 años (MSP, 2012).

Signos y síntomas
Los síntomas de la infección por el VIH difieren según la etapa de que se trate. Aunque el máximo de infectividad se tiende a alcanzar en los primeros meses, muchos infectados ignoran que son portadores hasta fases más avanzadas. A veces, en las primeras semanas que siguen al contagio la persona no manifiesta ningún síntoma, mientras que en otras ocasiones presenta un cuadro pseudo gripal con fiebre, cansancio, cefalea, erupciones o dolor de garganta (MSP, 2012).

A medida que la infección va debilitando el sistema inmunitario, la persona puede presentar otros signos y síntomas, como inflamación de los ganglios linfáticos, pérdida de peso, fiebre, diarrea y tos. Si no se controla con tratamiento pueden aparecer enfermedades graves como tuberculosis, infecciones bacterianas graves o cánceres como linfomas o sarcoma de

Kaposi, entre otros (MSP, 2012).

Diagnóstico
El diagnóstico de la infección aguda por el VIH se realiza mediante la detección del VIH y solo se puede realizar por métodos de laboratorio, ya que las manifestaciones clínicas no son específicas para su diagnóstico.
Los métodos de diagnóstico del VIH se pueden ser métodos directos e indirectos. Los métodos indirectos reconocen anticuerpos específicos producidos por el sistema inmunológico como respuesta a la presencia de virus o bien detectan la respuesta inmune celular frente al VIH. Mientras que, los métodos directos permiten detectar al propio virus o alguno de sus componentes, como proteínas o ácidos nucleicos (Collins & Walker, 2016).
La realización de las pruebas debe ir precedida de consejería, garantizando un acercamiento al sistema de salud y una atención integral al usuario.

Pruebas de laboratorio
Existen diferentes tipos de pruebas de VIH
Pruebas de Tamizaje
Estas pruebas tienen como objetivo detectar la presencia de antígenos y anticuerpos, es decir, la respuesta corporal, frente al VIH. Estas son:
- Pruebas rápidas: estas utilizan sangre, plasma o suero, y detectan anticuerpos al VIH, no requieren equipos especiales, son sencillas, de fácil uso y su resultado es casi inmediato.
- Prueba Elisa: Prueba de laboratorio que indica la presencia de anticuerpos al VIH en sangre, requiere equipos especiales (MSP, 2011).
Pruebas confirmatorias
-Cuando una prueba de tamizaje ha dado "reactiva", se requiere confirmar la presencia del virus mediante pruebas directas como:
-Western Blot: Prueba que detecta la presencia de anticuerpos específicos contra el VIH, convirtiéndose así en una prueba definitiva del diagnóstico.
-PCR Cuantitativo: Se la utiliza como confirmatoria en niños y niñas menores de 18 meses puesto que las pruebas antes descritas detectan anticuerpos (de la madre) y causan respuestas "falsas positivas" en estos niños y niñas (MSP, 2011).

El diagnóstico de VIH en infantes es complejo, pues los niños y niñas que nacen de madres VIH positivas pueden conservar anticuerpos de ella adquiridos durante el embarazo, parto o lactancia. Esto puede durar hasta 18 meses después del parto. Dentro de ese plazo, las pruebas que no detectan específicamente el virus sino que detectan anticuerpos al VIH, podrían dar positivo sin que el infante tenga el virus, por ello ese tipo de pruebas no son recomendables sino hasta pasado ese periodo de 18 meses luego del parto (MSP, 2013).

La Guía de prevención y control de la transmisión Materno-infantil del VIH y sífilis congénita, y de atención integral de niños/as con VIH/sida (MSP, 2013) indica que a las 4 a 6 semanas de vida, se le realizará al infante una prueba de detección del virus, también llamadas pruebas virológicas, estás son:
- PCR ADN (proviral)
- PCR ARN (carga viral)
- Detección de antígeno P24
- Cultivo de VIH

Tratamiento

El objetivo del tratamiento de la infección aguda por el VIH es limitar en todo lo posible el número de células infectadas, preservar la respuesta inmunológica del organismo contra el VIH y si es posible reducir el nivel basal de carga viral en el organismo. El tratamiento antirretrovírico (TAR) estándar consiste en combinar al menos tres antirretrovirales (ARV) para suprimir al máximo el VIH y frenar la progresión de la enfermedad.

Se han observado enormes reducciones de las tasas de mortalidad y del sufrimiento en respuesta a un régimen de antirretrovirales de gran actividad, sobre todo en las primeras fases de la enfermedad.

Por otra parte, la ampliación del acceso al TAR también puede reducir la transmisión del VIH a nivel poblacional (MSP, 2013).

Las personas que viven con el VIH deben participar activamente en el proceso de atención y estar informadas de las posibilidades de tratamiento ARV existentes, así como del tratamiento para las enfermedades oportunistas.

Antes de iniciar la terapia antirretroviral, el paciente debe compartir y comprender los objetivos del tratamiento y la necesidad de una adecuada adherencia al tratamiento.

Los objetivos del tratamiento ARV son:
- Reducir la morbilidad y prolongar la supervivencia
- Mejorar la calidad de vida
- Restaurar y preservar la función inmunológica
- Suprimir al máximo y por el mayor tiempo posible la reproducción viral
- Evitar la transmisión materno infantil (MSP, 2012)

La decisión de iniciar el tratamiento y la opción del esquema terapéutico más conveniente debe ser tomada en conjunto entre la persona que vive con VIH y el personal de salud, de acuerdo a la mejor evidencia existente y según el resultado de la evaluación inicial del CD4 y la CV, además de comprobar la presencia o no de signos y síntomas de enfermedades indicadoras de sida (OPS, 2010).

La pobre adherencia es la principal causa de fracaso terapéutico. Es muy importante saber acerca del uso correcto de la medicación, aclare dudas, ofrezca estrategias que faciliten el control de la auto administración, como agendas, alarmas, así como estimular la participación en grupos de adhesión.

Complicaciones
La infección por VIH ocasiona complicaciones en todos los aparatos y sistemas, pero los más afectados son el respiratorio, el digestivo y el SNC. (CEPVVS, 2014).

Respiratorias
Neumonía por Pneumocistis Jirovesi, tuberculosis pulmonar y sinusitis repetidas.
Digestivas
Cuadro diarreico crónico, enteropatía por VIH y disfagia.
- Neurológicas
Por infección primaria del VIH: encefalitis por VIH, meningitis aséptica típica y mielopatía vascular

Por infecciones asociadas a la inmunodepresión: meningoencefalitis por Cryptococcus neoformans, neurotoxoplasmosis y lesiones tumorales por papilomavirus.
- Procesos tumorales asociados al VIH:
Sarcoma de Kaposi, linfoma no Hodgkin y linfoma primario del sistema nervioso central.
Otras de las complicaciones son: leucoplasia vellosa bucal, herpes zóster, multidermatoma, candidiasis bucal, dermatitis seborreica e hiperpigmentación cutánea, trombocitopenia asociada al VIH, nefropatía por VIH (CEPVVS, 2014).

Por infecciones asociadas a la inmunodepresión: meningoencefalitis por Cryptococcus neoformans, neurotoxoplasmosis y lesiones tumorales por papilomavirus.
Procesos tumorales asociados al VIH:
Sarcoma de Kaposi, linfoma no Hodgkin y linfoma primario del sistema nervioso central.
Otras de las complicaciones son: leucoplasia vellosa bucal, herpes zóster, multidermatoma, candidiasis bucal, dermatitis seborreica e hiperpigmentación cutánea, trombocitopenia asociada al VIH, nefropatía por VIH (CEPVVS, 2014).

Infección en el embarazo
Las embarazadas infectadas por VIH deben acudir al menos al número mínimo recomendado de visitas prenatales y recibir los cuidados mínimos durante el embarazo, considerando la posibilidad de ofrecerles intervenciones adicionales, tales como pruebas de detección de infecciones de transmisión sexual, apoyo nutricional o asesoramiento sobre alimentación del lactante y planificación familiar (MSP,2013).

En la mujer en edad reproductiva que vive con VIH deben tomarse las siguientes medidas:
-Seleccionar un efectivo y seguro método anticonceptivo para reducir los embarazos no deseados.
- Consejería sobre prácticas sexuales seguras.

- Iniciar tratamiento ARV, para lograr CV indetectable, que es la mejor manera de prevención de la transmisión en parejas.

Siguiendo las estrategias, la tasa natural de transmisión de madre a hijo del 25% al 40% se puede reducir a 0%- 2%. Las estrategias son:
- Control prenatal adecuado
- Tratamiento con ARV
- Cesárea programada en los casos que lo ameritan
- No lactancia materna
- Profilaxis del recién nacido con ARV
- Alimentación del niño con leche de fórmula (MSP,2013).

Vigilancia
Para reducir el riesgo de contagio del VIH como medidas de prevención es necesario evitar relaciones sexuales de riesgo y utilizar métodos anticonceptivos de barrera, como el preservativo, así como no compartir agujas ni materiales para el consumo de drogas inyectables.

Sin embrago, ningún método o enfoque de prevención puede poner fin a la epidemia de VIH por sí solo. Diversos métodos e intervenciones han demostrado su efectividad a la hora de reducir el riesgo de infección por el VIH y aumentar la protección ante el mismo, incluyendo los preservativos masculinos y femeninos, el uso de medicamentos antirretrovíricos como profilaxis previa a la exposición, la circuncisión médica masculina voluntaria, las intervenciones para cambiar las conductas para reducir el número de parejas sexuales, el uso de agujas y jeringas esterilizadas, la terapia de sustitución de opiáceos y el tratamiento de las personas que viven con el VIH para reducir la carga vírica y evitar la transmisión (ONUSIDA, 2018).

Si las personas con una alta sospecha y no conocen su estado serológico respecto a la infección por el VIH, y además se encuentran expuestas a diferentes factores de riesgo pueden estar frente a una enfermedad potencialmente mortal, pero tratable. Por lo que es de vital importancia acudir a un centro médico para su diagnóstico rápido.

La vigilancia, el monitoreo y la evaluación de personas con infección por el VIH son primordiales para que se evalúe el impacto y la eficacia de las intervenciones y los vínculos entre los servicios a lo largo del proceso continuo de prevención, tratamiento y atención de la infección por el VIH y las afecciones conexas (PAHO, 2015).

Los sistemas de vigilancia son importantes para prestar apoyo a las personas que reciben profilaxis o tratamiento a lo largo del tiempo y cuando se trasladan a diferentes consultorios y distritos, a fin de lograr la retención en los servicios de atención. Asimismo, es esencial supervisar los resultados tanto a escala individual como en la población general, lo cual incluye dar seguimiento a la mortalidad, la supervivencia, la incidencia, la toxicidad y las reacciones adversas, la fármaco resistencia y la supresión de la viremia (PAHO, 2015).

BIBLIOGRAFÍA

1. Ministerio de Salud Pública del Ecuador. (2012). *Guía de Atención integral para adultos y adolescentes con infección por VIH*. 2019 Mayo 1, de Ministerio de Salud Publica Sitio web: https://www.salud.gob.ec/wp-content/uploads/2016/09/GUIA-AT.ADULTOS-VIH.pdf
2. Ministerio de Salud Pública del Ecuador. (2013). *Guía de prevención y control de la transmisión materno infantil del VIH y sífilis songénita, y de atención integral de niños con VIH/Sida*. 2019 Mayo 1, de Ministerio de Salud Publica Sitio web: http://instituciones.msp.gob.ec/documentos/Guias/Guia_VIH_PTMI_ninos.pdf
3. Ministerio de Salud Pública del Ecuador. (2011). *Guía nacional de consejería en VIH/Sida*. 2019 Mayo 1, de Ministerio de Salud Publica Sitio web: http://www.coalicionecuatoriana.org/web/pdfs/Guia-nacional-consejeria-en-VIH-sida-MSP-2011.pdf
4. Coalición Ecuatoriana de personas que viven con VIH (CEPVVS). (2014). *Métodos de Diagnóstico de la infección por VIH*. 2019 Abril 30, de Coalición Ecuatoriana de personas que viven con VIH (CEPVVS) Sitio web: sitio www.coalicionecuatoriana.org de la Coalición ecuatoriana de personas que viven con VIH (CEPVVS).
5. Organización Mundial de la Salud. (2013 Junio). *Directrices unificadas sobre el uso de medicamentos antirretrovíricos para el tratamiento y la prevención de la infección por el VIH: Sinopsis de las características y recomendaciones principales*. 2019 Abril, de Organización Mundial de la Salud Sitio web: https://www.who.int/hiv/pub/guidelines/arv2013/download/es/
6. Collins, S., & Walker, Ch. (2016). *HIV testing and risks of sexual transmission*. 2019 Abril, de HIV i-Base Sitio web: http://i-base.info/guides/wp-content/uploads/2016/06/Test-trans-Jun2016e.pdf
7. Organización Panamericana de la Salud. (2014). *Tratamiento antirretroviral bajo la lupa: un análisis de salud pública en Latinoamérica y el Caribe*. Organización Mundial de la Salud. 2019 Abril. Sitio Web: http://www.coalicionecuatoriana.org/web/pdfs/Tratamiento-ARV-bajo-lupa-LA-y-Caribe-2014.pdf
8. Organización Panamericana de la Salud. (2010). *Protocolo Integrado De VIH e ITS en Atención Primaria*. 2019 Abril. Sitio Web: https://www.paho.org/par/index.php?option=com_docman&view=download&category_slug=epidemiologia-y-control-de-enfermedades&alias=492-protocolo-8-manual-de-aps-para-el-manejo-de-vih-e-its&Itemid=253
9. Pan American Health Organization. (2015). *HIV/STI Surveillance and Monitoring*. 2019 May, de Pan American Health Organization Sitio web: https://www.paho.org/hq/index.php?option=com_content&view=article&id=7265:2012-hiv-sti-surveillance-monitoring&Itemid=39597&lang=es
10. ONUSIDA. (2018). *Prevención del VIH*. 2019 May, de ONUSIDA Sitio web: https://www.unaids.org/es/topic/prevention

3. VIRUS HEPATITIS B
MD. Fernanda Christiansen Ayala

VIRUS HEPATITS B

Definición

Conforme con la Organización Mundial de la Salud, la hepatitis B, (VHB) es una infección viral del hígado que conlleva un alto riesgo de muerte por daño hepático severo. Este virus es transmitido por contacto con cualquier fluido corporal de una persona infectada, y puede dar lugar a una infección hepática tanto aguda como crónica.

La hepatitis B es una de las enfermedades infecciosas más frecuentes. Su prevalencia es mayor en regiones de África con 6,1% y del Pacífico Occidental con 6,2%. En la zona de las Américas el porcentaje de personas infectadas es del 0,7%. (OMS, 2018).

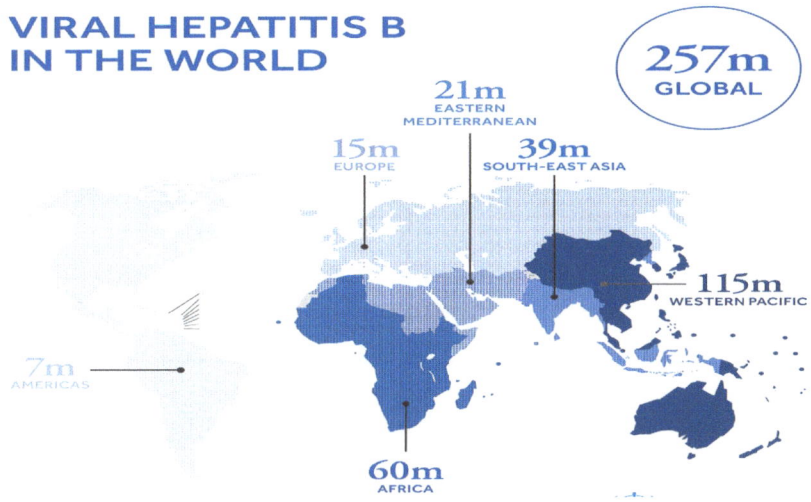

Reporte mundial de personas infectadas del virus hepatitis B. (OMS, 2017)

La repercusión de esta enfermedad tendría una importante relevancia, tomando en cuenta que un 25% de los portadores pueden desarrollar una hepatopatía significativa, de tal manera que el VHB será responsable de la muerte de un millón de personas al año, bien sea por infección aguda como la hepatitis fulminante, o crónica como la cirrosis o hepatocarcinoma. (Kao JH, 2002)

Con el antecedente de que el humano es el único reservorio del virus con capacidad de infectar a otro, se ha encontrado que esta enfermedad es prevenible con la administración de la vacuna.

En el año 1982 se descubrió la vacuna contra la hepatitis B, la misma que tiene una eficacia del 95%, según afirman datos de la Organización Mundial de la Salud. Esta inmunización previene la infección vírica como tal, la progresión a una enfermedad crónica y el cáncer de hígado. En nuestro país la vacuna de la hepatitis B forma parte del programa ampliado de inmunizaciones (PAI), por lo que niños, embarazadas, adolescentes y adultos que sean potencialmente expuestos a estos virus, deben estar vacunados.

Vías de transmisión

El virus de la hepatitis B se encuentra en la sangre, y en menor cantidad en la saliva, semen y otros fluidos corporales de una persona infectada. El virus puede vivir en promedio al menos 7 días fuera del cuerpo humano de una persona infectada, por lo que si consigue tener contacto con el organismo de otra persona no vacunada puede llegar a causar infección. La forma de transmisión más común es por contacto sexual o por pinchazo con instrumentos cortos punzantes infectados. En la tabla 1 se proponen ejemplos de formas más frecuentes de transmisión.

Las personas que por motivos laborales están más expuestos al virus por estar en contacto con líquidos contaminados, son: personal de salud, policías, bomberos, militares, funcionarios de prisiones, etc. A su vez los individuos que son adictos a drogas de uso parenteral también es un grupo de riesgo debido a que pueden compartir agujas, jeringuillas, etc. No dejar de lado a las personas que se realizan hemodiálisis, sin embargo en los últimos años estos tratamientos ya han sido manejados con protocolos que cuidan de mejor manera al paciente de todo su entorno, por lo que han disminuido notablemente las tasas de infección.

Los adolescentes son un grupo de riesgo, debido a que aproximadamente a partir de los 14 años, inician su vida sexual. En algunos casos tienen prácticas sexuales de riesgo y como ya se conoce, esto es uno de los factores más importantes que facilitan el contagio de la infección por el virus de la hepatitis B y otros.

Es importante mencionar que el virus NO se transmite por alimentos, agua, picadura de insectos, toser, estornudar, darse la mano, ni por lactancia materna.

La Organización Mundial de la Salud, la Academia Americana de Pediatría y otras guías internacionales recomiendan no considerar la infección por virus de la hepatitis B una contraindicación para la lactancia materna, mientras el recién nacido reciba una inmunoprofilaxis adecuada. (García MC, et al, 2015).

Vías de transmisión Virus Hepatitis B
Sexual • Forma principal de transmisión • Individuos no vacunados o que no utilicen preservativos están más expuestos.
Parenteral • Agujas usadas para administración de drogas intravenosas, intramusculares, intraóseas. • Transfusiones • Acupuntura • Tatuajes, etc.
Vertical • Transmisión de madre a hijo durante el parto vaginal
Vertical (contacto no sexual) • Contacto con objetos en los que el virus puede permanecer estable hasta 7 días. • Uso de cepillo de dientes, cuchillas de afeitar, material sanitario.

Tabla 1 Adaptado de: Alter MJ. 2003

Clasificación

El virus de la hepatitis B se puede manifestar de varias formas, o puede evolucionar a diferentes cuadros clínicos. Es así que se puede dividir en 2 fases a esta enfermedad: hepatitis B aguda y crónica.

•Hepatitis aguda: Se presenta con manifestaciones clínicas que no presentan características específicas por lo que se puede confundir con otras hepatitis virales o tóxicas. Su confirmación se realiza por pruebas serológicas de laboratorio. El cuadro agudo es más expresivo clínicamente en adultos que en niños, y se conoce que un alto porcentaje de adultos pueden llegar a curarse.

•Hepatitis crónica: Esta patología representa un cuadro mucho más agresivo y grave y se presenta posterior a los 6 meses desde su diagnóstico.

Las características clínicas no difieren de otros procesos crónicos del hígado; su confirmación se realiza de igual forma que la hepatitis aguda, mediante anticuerpos y antígenos encontrados en sangre. La evolución de esta infección viral es de mal pronóstico en un 20% a 30% de pacientes, las personas infectadas terminarán con diagnóstico de cirrosis hepática y/o cáncer hepático, hepatocarcinoma (OMS, 2018).

Diagnóstico clínico
Muchos casos de personas infectadas por el virus son asintomáticos, es decir no presenta ninguna sintomatología característica, sobre todo en la primera fase o fase aguda. En otros casos la historia clínica del paciente es inespecífica, los signos y síntomas que presenta son generales, por lo que no nos indican con certeza si el paciente tiene un cuadro de VHB. Se debe conocer que la sintomatología que presenta el paciente puede aparecer entre seis semanas y seis meses después de la exposición, pero generalmente aparecen dentro de los cuatro meses (OMS, 2018).

A continuación, se mencionan algunas características clínicas que se podrían presentar:
- Ictericia (color amarillento de la piel y ojos)
- Orina oscura
- Fatiga extrema
- Anorexia (inapetencia)
- Dolor abdominal
- Náusea
- Vomito
- Fiebre
- Erupción en la piel

El diagnóstico confirmatorio se realiza a través de pruebas serológicas de laboratorio; es decir que la única manera de saber si una persona está infectada con el virus de la hepatitis B es realizándose la prueba en sangre. Estos estudios de laboratorio además permiten conocer si la persona estuvo infectada y eliminó el virus, si en este momento tiene el virus o si éste se ha convertido en la forma crónica de la infección. Asimismo, permite conocer las personas que están inmunizadas o que se encuentran vacunadas.
- Dolor abdominal

- Náusea
- Vomito
- Fiebre
- Erupción en la piel

El diagnóstico confirmatorio se realiza a través de pruebas serológicas de laboratorio; es decir que la única manera de saber si una persona está infectada con el virus de la hepatitis B es realizándose la prueba en sangre. Estos estudios de laboratorio además permiten conocer si la persona estuvo infectada y eliminó el virus, si en este momento tiene el virus o si éste se ha convertido en la forma crónica de la infección. Asimismo, permite conocer las personas que están inmunizadas o que se encuentran vacunadas.

Diagnósticos diferenciales

Es difícil diferenciar a la hepatitis B de otros tipos de hepatitis virales únicamente con la clínica del paciente, por lo que es necesario confirmar o descartar la infección con pruebas serológicas de laboratorio mencionadas anteriormente. Entre las hepatitis más comunes que pueden confundirse están la hepatitis A, hepatitis C, hepatitis D, hepatitis E y hepatitis G.

Por otro lado, en hepatitis que demuestren ausencia de una causa viral, deben tomarse en cuenta los siguientes procesos:

- **Hepatitis tóxica:** hace referencia a una hepatitis causada por consumo excesivo de fármacos o sustancias tóxicas para el hígado llamadas hepatotóxicas. Uno de los más frecuentes es el paracetamol y consumo de alcohol (Zurita A, 2012).
- **Hepatitis autoinmune:** Es más frecuente en los niños, tiene una presentación clínica muy fluctuante por lo que al momento de estudiar a la hepatitis no se debe descartar esta causa. (Hierro L, 2013).

Pruebas de laboratorio

Como se ha mencionado previamente, los exámenes de laboratorio son los que nos darán la certeza en el diagnóstico, por lo que es preciso mencionar a las pruebas serológicas más importantes y cómo se interpretan las mismas (OMS, 2018):

- **HBs Ag:** Todas las personas con el antígeno de superficie del virus de la hepatitis B (HBs Ag) positivo se consideran infectantes.

Aparece aproximadamente a las 6 semanas tras la infección, es decir en la infección aguda.
- La persistencia de más de seis de meses de este antígeno nos indica una infección crónica y su presencia es el principal marcador de riesgo de tener una enfermedad del hígado crónica o cáncer de hígado.
- **HBc Ag:** Se detecta en fase aguda de la enfermedad y persiste aun cuando la persona se ha curado. La fracción IgM de este antígeno nos indica una infección reciente y en caso de permanecer posterior a 6 meses se vuelve una infección crónica.
- **HBe Ag:** Este antígeno se replica de forma acelerada y nos indica que los fluidos corporales de la persona infectada son mucho más contagiosos. Su presencia junto con HBs Ag nos indica que el potencial de infección es mucho más elevado.
- **Anticuerpo anti-HBs:** el hallazgo de este resultado nos indica que la persona ha sido vacunada o a su vez que se ha recuperado de una infección aguda.

Tratamiento

Se conoce que no existe un tratamiento específico para la hepatitis B aguda, por lo que el manejo se basa en mantener medidas generales, es decir se debe conservar el bienestar con un equilibrio nutricional correcto, evitar bebidas alcohólicas y uso de la medicación que afecte o se metabolice en el hígado. Para la infección crónica del virus se debe administrar medicamentos antivirales orales; este tratamiento no significa que el paciente será curado; lo que garantiza el inicio de antivirales es que la progresión a cirrosis se enlentezca, reduce la incidencia de cáncer hepático y con esto mejorar la supervivencia del individuo (EASL, 2009).
Los medicamentos que recomienda la Organización Mundial de la Salud son el tenofovir o entecavir, tienen pocos efectos secundarios y se toma una sola vez al día. Sin embargo, también se conoce del uso de otros medicamentos como el interferón, lamivudina, adefovir y telbivudina. El tratamiento debe ser tomado indefinidamente, de esta manera se garantiza una mejor calidad de vida (Lau GK, et al, 2005).

Para optar por cualquiera de los tratamientos en caso de ser portador del virus de hepatitis B siempre se recomienda analizar individualmente a cada paciente para tomar en cuenta los diversos factores que permitirían o no adherirse al tratamiento adecuadamente (Lok AS, 2009).

Complicaciones

En algunos casos la hepatitis B puede llegar a ocasionar una infección o fallo hepático crónico, como se ha mencionado anteriormente en este capítulo. La posibilidad de que esta condición aguda en un inicio se convierta en crónica depende de la edad la persona.

La Organización Mundial de la Salud expone que los niños infectados con el virus de la hepatitis B, entre el 30 - 50% de ellos antes de cumplir los seis años llegarán a tener alguna infección crónica; y que, entre el 80-90% de los recién nacidos y lactantes hasta el primer año de vida llegan a tener una infección crónica.

La infección de hepatitis B en la edad adulta evoluciona a hepatitis crónica en menos del 5% de los casos y de estos, entre un 20% y un 30% tendrán cirrosis y/o cáncer hepático, según la OMS.

En la tabla 2 se explica los hechos expuestos en líneas anteriores:

Resultado	*Recién Nacidos*	*Niños*	*Adultos*
Infección crónica	90%	30%	1-5%
Recuperación	10%	70%	95-99%

Tabla 2. Modificado de Santantonio T, (2013)

Infección en el embarazo

Se conoce que la gestación no empeora el pronóstico de la enfermedad, excepto que la paciente tenga enfermedad hepática de base, por esta razón se debe realizar una comunicación adecuada con la paciente, siempre es importante informar sobre los riesgos y sobre el posible tratamiento a recibir durante la gestación.

Entre los exámenes de rutina que se realizan en los controles prenatales, está el de Hbs Ag, antígeno de superficie, el mismo que nos da el diagnóstico de virus de hepatitis B en todos los posibles infectados.

La transmisión al bebé se produce de manera vertical, es decir al momento del parto; esta infección es transmisible en su estadio agudo o crónico.

Las medidas de prevención son las mismas que se utilizan para otros grupos de atención, es decir medidas de prevención universales:

Uso de preservativo, evitar la promiscuidad, inmunizaciones, etc. Se debe recalcar también que la vacuna es segura durante la gestación. Por otro lado, es preciso mencionar que el tratamiento con interferón está contraindicado en el embarazo, se sugiere el uso del antiviral oral tenofovir (EASL, 2012).

Las mujeres con infección positiva para virus de hepatitis B deben ser controladas y contar con un seguimiento cercano después del parto debido a que pueden presentar complicaciones. (Ter Borg MJ, et al, 2018)

Seguimiento y vigilancia
La vacuna contra el virus de la hepatitis B es el principal mecanismo de protección, por ello la OMS recomienda colocar la inmunización lo antes posible posterior al nacimiento y seguir el esquema de vacunación con sus refuerzos. Además la vacuna también deben recibir adolescentes menores de 18 años que no hayan recibido anteriormente la inmunización; así como también los grupos de riesgo como personal de salud, consumidores de drogas inyectables, personas con múltiples parejas sexuales, personas que viven hacinadas, entre otros.

Por otro lado se debe hacer énfasis en estrategias de seguridad al momento de manipular objetos cortopunzantes, agujas, equipos de transfusión, etc.; pero sobre todo se recomienda tener actividad sexual segura con protección adecuada. Momento de manipular objetos cortopunzantes, agujas, equipos de transfusión, etc.; pero sobre todo se recomienda tener actividad sexual segura con protección adecuada.

BIBLIOGRAFÍA

1. World Heatlh Organization. (2018). Hepatitis B. 2018, 18 Julio. OMS, sitio web: www.who.int/mediacentre/factsheets/fs204/en/index.html
2. www.who.int/hepatitis/news-events/global-hepatitis-report2017-infographic/en/
3. Kao, JH. Chen, DS. (2002). Global control of hepatitis B virus infection. Lancet Infect Dis: 2:395-403.
4. Alter MJ. (2003). Epidemiology and prevention of hepatitis B. Semin Liver Dis; 23:39-46.
5. Townsend, CL. Peckham, CS. (2012). Thorne, C. Breastfeeding and transmission of viruses other than HIV-1. Adv Exp Med Biol;743:27-38.
6. García MC, De Luis D, Torreblanca B, March GA, Bachiller MR y Eiros JM. (2015). La leche materna como vehículo de transmisión de virus. Nutr Hosp;32(1):4-10
7. Zurita Molina A. (2012). Hepatitis medicamentosa y tóxica. Sociedad Española de Gastroenterología, Hepatología y Nutrición Pediátrica, ed. Tratamiento en Gastroenterología, Hepatología y Nutrición Pediátrica. Ergon;(3): 451-67.
8. Hierro L. (2013). Hepatitis autoinmune. Enfermedad hepática en el niño. Tile Von Spain: 295-313
9. Santantonio T, Fasano M. (2013). Current concepts on management of chronic hepatitis B. In: Serviddio G, editor. Practical management of chronic viral hepatitis.
10. European Association For The Study Of The Liver. (2009). Clinical Practice Guidelines: management of chronic hepatitis B. J Hepatol, 50:227-42.
11. Lau, GK. Piratvisuth, T. Luo, KX. Marcellin, P. Thongsawat, S. Cooksley, G et al. (2005). Peginterferon Alfa-2a, lamivudine, and the combination for HBeAg-positive chronic hepatitis B. New England Journal of Medicine;352:2682-95.
12. Lok, AS. McMahon, BJ. (2009). Chronic hepatitis B: up-date. Hepatology;50:661-2.
13. Ter, Borg. MJ, Leemans. WF, de Man. RA, Janssen. (2008). HLA. Exacerbation of chronic hepatitis B infection after delivery. J ViralHepat;15:37–41.
14. European Association for the Study of the Liver. (2012). Clinical Practice Guidelines: management of chronic hepatitis B virus infection. J Hepatol;57:167–85

4. SÍFILIS
MD. Gabriela Flores Monar

Definición

La sífilis es una infección causada por la bacteria Treponema pallidum (T. pallidum), la misma que se transmite principalmente por contacto directo con una lesión en la piel o mucosas durante el acto sexual y segundo en prevalencia por transmisión de madre a hijo durante el embarazo, ya que la bacteria puede atravesar la placenta (MSAL, 2019)

Estadísticas:

Se estima que en la región de las Américas hay una media de 34 personas infectadas con sífilis por cada 100 000 adultos (OMS, 2015).

Tabla 1. Índice de casos de sífilis				
WHO Region	No. countries reporting*	Median syphilis case rate (range)		
		Total	Males	Females
African Region	7	46.6 (23.5-452-4)	22.5 (1.5-358.7)	43.1 (10.5-523.1)
Region of the Americas	18	34.1 (4.3-227-7)	34.2 (2.4-223-7)	17.7 (3.6-231-0)
Eastern Mediterraneann Region	5	2.8 (0.2-135.6)	2-6 (0.1-205.3)	8.1 (0.2-56.1)
European Region	11	6.2 (0.1-58.7)	10.1 (0.1-68.8)	6.6 (0-49.7)
South-East Asia Region	4	5.9 (4.8-9.3)	6.7 (5.3-12.7)	5.1 (4.2-6.2)
Western Pacific Región	10	93.0 (7.4-609.5)	54.6 (4.4-232.8)	81.0 (10.6-995.4)
Overall	55	25.7 (0.1-609.5)	17.2 (0.1-358.7)	17.7 (0-995.4)

Índices de casos de sífilis por cada 100 000 adultos de la población en 55 países (OMS, 2015).

Clasificación (Estadios):

Se trata de una enfermedad curable y exclusiva del ser humano que se caracteriza por presentar tres etapas principales:

- Estadio primario
- Estadio secundario
- Estadio terciario

La infección puede tener períodos de latencia, es decir cuando hay ausencia de síntomas o signos entre los estadios secundario y terciario, en los que se diagnostica únicamente con análisis y son:

- **Periodo de latencia temprano:** cuando se detecta dentro del año de adquirida la sífilis.
- **Período de latencia tardío:** si se detecta más allá del año de la adquisición o se desconoce ese momento.

El riesgo de contagio de sífilis por transmisión sexual es mayor (alrededor del 60%) en las etapas iniciales (primaria (con el chancro), secundaria (parches mucosas, condiloma lata) y latente temprana), disminuyendo con el paso del tiempo (latente tardía y terciaria) (MSAL, 2019)

Sífilis temprana
Transcurre dentro del primer año de adquirida la infección y abarca los estadios primario, secundario y latente temprano.

Estadio Primario
Comprende la lesión primaria que es una lesión en el lugar de contacto que puede encontrarse en pene, vagina, cuello uterino, ano, boca o faringe. Se denomina chancro duro y es generalmente una lesión de 1 a 2 centímetros, única, generalmente indolora, con bordes duros y fondo limpio, conteniendo varios treponemas (Figura 1). Se suele acompañar de aumento de ganglios linfáticos por la zona aledaña a la lesión. El período entre el contagio y la aparición de la lesión es entre 3 y 90 días con una media de tres semanas. Este estadio puede durar entre dos y ocho semanas y desaparece de forma espontánea, independientemente de si se da o no tratamiento (MSAL, 2019).

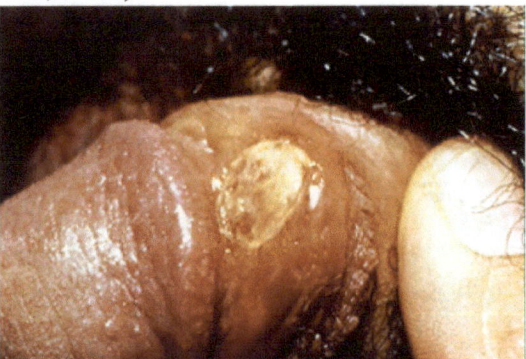

Figura 1. Chancro duro en estadio primario de la sífilis. [Fotografía de Charles H

Estadio Secundario
Semanas a meses después de que el chancro se desarrolle, aproximadamente 25% de individuos con infección no tratada desarrollará sífilis secundaria. (Clark y Danbolt, 1964). Puede que algunos pacientes no tengan una chancro previo, debido a que la infección primaria puede no haber presentado síntomas o haber pasado desapercibida (Hicks y Clement, 2019).

Las manifestaciones agudas de la sífilis secundarias se resolverán por sí solas, incluso sin tratamiento, excepto en el caso de lesiones severas llamadas lues maligna (Figura 2).

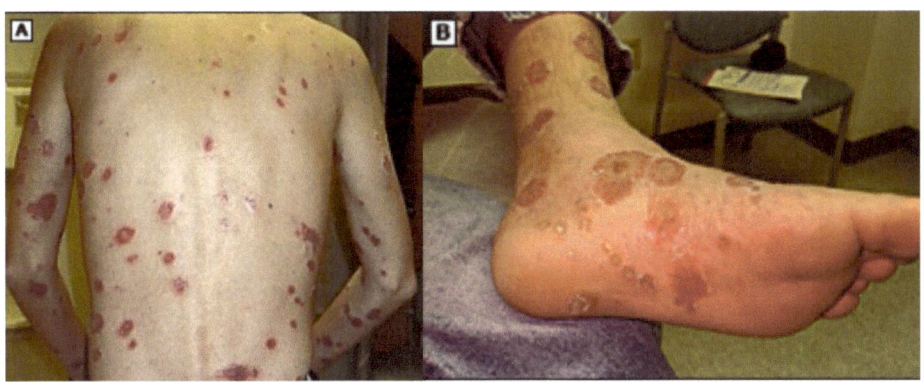

Figura 2. Lues maligna es una forma severa de sífilis secundaria que ocurre en pacientes con un sistema inmune alterado y se caracteriza por lesiones ulcerativas que no curan. [Fotografía de Charles Hicks]. (2019)

La sífilis secundaria produce una gran cantidad de signos y síntomas, los cuales resumidos pueden ser: (Hicks y Clement, 2019)
- Fiebre, disminución del apetito, dolor de garganta, dolores musculares y articulares y pérdida de peso
- Aumento del tamaño de los ganglios linfáticos en la región posterior del cuello, axilas, ingles y muslos.
- Hepatitis y alteraciones en los riñones que se resuelven con tratamiento.
- Compromiso del sistema nervioso central en un (40%) (MSAL, 2019). Dolores de cabeza por invasión del fluido cerebroespinal, inflamación de las membranas que cubren al cerebro, alteraciones y disminución de la visión (más comunes en pacientes con VIH).
- Las lesiones en la piel son lo más característico de la sífilis secundaria. Se inician entre seis semanas y seis meses luego de la infección (MSAL, 2019). Clásicamente, son un rash difuso, con lesiones rojizas con o sin relieve menores a 1 centímetro en el tórax o extremidades (Figura 3 y 4), incluyendo palmas y plantas de los pies (Figura 5).
- También pueden existir lesiones individuales, pequeñas, color rojo cobrizo, café rojizo o rojas que miden entre 0.5 a 2 centímetros de diámetro.

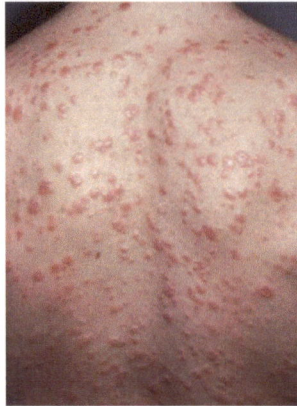

Figura 3. Múltiples lesiones sobreelevadas en el tórax de un paciente con sífilis secundaria papular. Tomado de (www.visualdx.com, 2010)

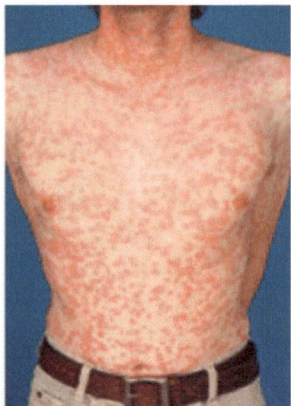

Figura 4. Rash en tronco de un paciente con sífilis secundaria. (CMAJ, 2007)

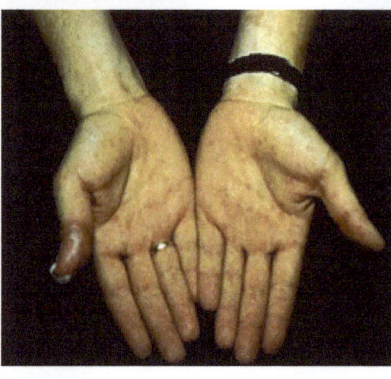

Figura 5. El rash de la sífilis secundaria incluye las palmas y plantas. Usualmente es pigamentado, no sobreelevado, menor a 1 centímetro. [Fotografía de Charles Hicks]. (2019)

- El rash también puede incluir superficies mucosas (Figura 6). Se trata de lesiones sobreelevadas, plomas o blancas que se pueden desarrollar en áreas húmedas y calientes como la boca y el área genital (Figura 7), cerca de donde se desarrolló el chancro primario y se conocen como "condiloma lata".

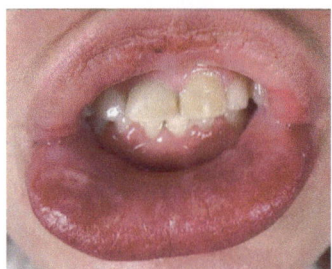

Figura 6. Los parches mucosos de la sífilis secundaria pueden aparecer en las membranas mucosas. Son altamente infecciosos. Tomado de (www.visualdx.com, 2013)

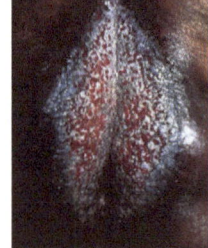

Figura 7. Condiloma lata en el área genital de una mujer con sífilis secundaria. Hay numerosos organismos en estas lesiones por lo que son muy infecciosas. [Fotografía de Charles Hicks]. (2019).

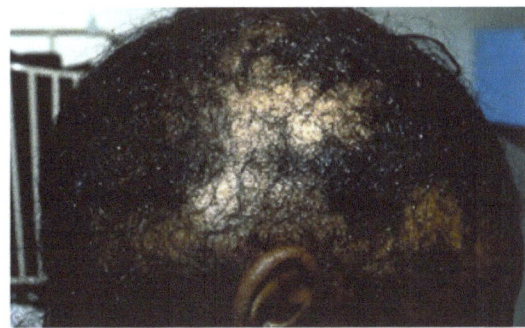

Figura 8. La pérdida de cabello por parches está asociada a la sífilis secundaria. [Fotografía de Charles Hicks]. (2019).

Estadio Latente Temprano

La persona no tiene síntomas ya que las defensas de su cuerpo han controlado la infección para eliminar los síntomas, pero no lo suficiente como para haber erradicado al T. pallidum. Se puede saber que la persona tiene la enfermedad por las pruebas de laboratorio positivas. Este periodo se da en el primer año desde que se adquiere la infección. Los pacientes en esta etapa pueden transmitir la infección a sus compañeros sexuales por medio de lesiones que estuvieron recientemente activas aunque ya no estén presentes (Hicks y Clement, 2019).

Sífilis tardía

Ocurre posterior al primer año de haber contraído la infección, comprende los estadios latente tardío y terciario.

Estadio Latente Tardío

No presenta síntomas o signos y comprende la infección mayor a un año o si se desconoce cuándo la contrajo. Los pacientes no se consideran infecciosos ya que no tienen lesiones que pueden transmitir la enfermedad, a excepción de las mujeres embarazadas que pueden trasmitir T. pallidum al feto hasta por 4 años después de haber adquirido la enfermedad (Hicks y Clement, 2019).

Estadio terciario

Se da en aproximadamente 30% de las personas sin tratamiento, después de un largo período sin síntomas, que puede ser entre 2 a 40 años después del contagio de la infección. Comprende la afectación de diferentes órganos con destrucción de sus estructuras y la aparición de "gomas sifilíticas" que son tumores con tendencia a destruirse, en la piel, huesos, mucosas o en cualquier parte del cuerpo (MSAL, 2019).

Comprende
•Gomas sifilíticos.
•Inflamación de las articulaciones y de las capas que las recubren y nódulos articulares.
•Inflamación o dilatación de la arteria aorta, síntomas de falla cardíaca o disminución del calibre de las arterias que irrigan al corazón (Kennedy J. et al, 2006).
•Inflamación de las capas que recubren al cerebro, gomas del sistema nervioso o médula espinal, parálisis general progresiva, tabes dorsal y demencia. Las lesiones provocadas producen desfiguración e incapacidad, llevando en ocasiones a la muerte.

Neurosífilis
En un 10 a 40% ocurre la afectación del sistema nervioso central en los pacientes que no recibieron tratamiento y es diagnosticada por pruebas realizadas en el fluido cerebral (MSAL, 2019). Cabe recalcar que la neurosífilis puede ocurrir en cualquier estadio de la sífilis.
Los pacientes con neurosífilis temprana pueden presentar alteraciones en los ojos o nervios craneales, principalmente los nervios auditivo o el facial o una infección de las capas que recubren al cerebro. Cuando la enfermedad es tardía, las formas más comunes incluyen el cerebro y la médula espinal, generando demencia y "tabes dorsalis" que produce debilidad, pérdida de los reflejos, amortiguamiento, caminar alterado, pérdida de la coordinación, sordera, disminución de la visión y episodios de dolor intenso, entre otros (Hicks y Clement, 2019).

A quiénes se deberían realizar las pruebas de detección?
En las personas que presenten factores de riesgo, se debería realizar un tamizaje para sífilis y de esta manera mejorar las secuelas graves de la enfermedad que se producen sin tratamiento.
Se deberá por ende realizar el tamizaje a los siguientes grupos: (OMS, 2007).
•Mujeres embarazadas, con el fin de prevenir sífilis congénita
•Pacientes sintomáticos que presenten lesiones características de sífilis
•Personas con infecciones de transmisión sexual
•Prestadores de servicios sexuales y clientes que los frecuentan
•Pacientes con una pareja sexual que haya sido diagnosticada de sífilis
•Hombres que mantienen relaciones sexuales con otros hombres

- Pacientes con VIH
- Personas que utilicen drogas inyectables

Diagnóstico

Los pacientes pueden buscar ayuda o evaluación cuando presentan la lesión primaria como es el chancro o durante el estadio secundario cuando ya presentan las lesiones en la piel, y muy raramente después de varios años por síntomas cardíacos, En otros casos, los pacientes pueden estar completamente asintomáticos pero se identifica la enfermedad por pruebas de laboratorio (Hicks y Clement, 2019).

Pruebas diagnósticas:

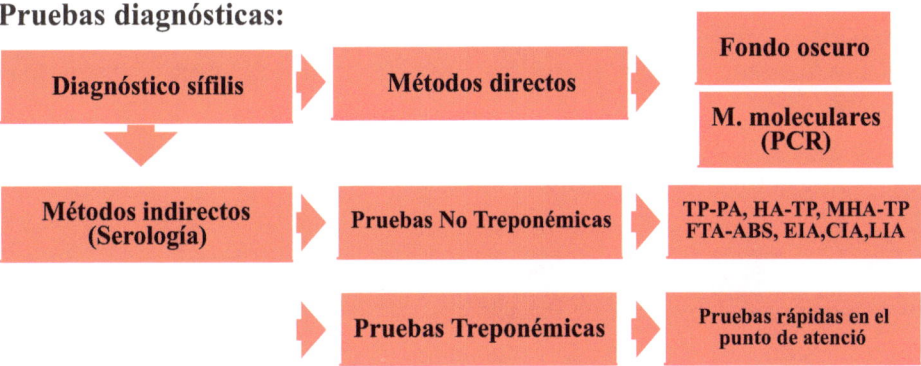

Figura 9. Esquema de los métodos diagnósticos utilizados en sífilis (MSAL, 2019).

Métodos directos:

Pueden ser usados para brindar un diagnóstico confirmatorio de sífilis a partir de detectar T. pallidum en lesiones (chancro duro, condilomas, lesiones en piel) en la sífilis temprana donde aún no se puede detectar con las pruebas indirectas no treponémicas. Estos métodos son: examen de fondo oscuro (Figura 10), que visualiza los treponemas vivos móviles (Por lo que se debe realizar antes de los 30 minutos de tomada la muestra); y la prueba de reacción en cadena polimerasa (PCR), la cual no necesita a los organismos vivos y son utilizadas en confirmar la infección ya que un resultado positivo confirma el diagnóstico. Es el método de elección de las lesiones orales (MSAL, 2019).

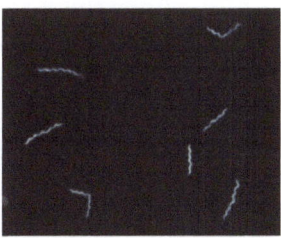

Figura 10. Treponema pallidum en un examen de fondo oscuro de una úlcera en el pene en un paciente con sífilis. [Fotografía de Harriet Provine]. (2019).

Métodos indirectos o serológicos

Existen dos tipos de pruebas serológicas requeridas para el diagnóstico presuntivo de la sífilis: pruebas No Treponémicas (PNT) y pruebas Treponémicas (PT) (MSAL, 2019).

Las pruebas No Treponémicas (VDRL, USR, RPR) son económicas y fáciles de realizar y detectan casi todos los casos de sífilis pero no son específicas de la enfermedad ya que dan como positivas en otras condiciones médicas como en: vacunas, embarazo, uso de drogas y en la vejez; por lo que ante una PNT positiva se debe realizar una prueba treponémica para confirmar el diagnóstico de sífilis, ya que estas últimas detectan específicamente anticuerpos producidos por Treponema pallidum.

La prueba VDRL es la única validada para analizar el líquido cerebroespinal.

Las PNT son útiles en la detección de sífilis activa y para el seguimiento del tratamiento, debido a que los valores van disminuyendo conforme hay curación con el tratamiento adecuado e incluso tornarse negativas alrededor de los seis meses en personas nasas. Pese a esto, en algunos pacientes se pueden mantener positivas con valores bajos toda la vida y esto se conoce como cicatriz serológica (MSAL, 2019).

Las Pruebas Treponémicas (PT) por su parte son más complejas y caras por lo que por lo general son usadas como pruebas confirmatorias de sífilis.

Las PNT permanecen positivas toda la vida, por en ende no distinguen entre infección actual, pasada o tratada, por lo que no se utilizan para el seguimiento del tratamiento (MSAL, 2019).

Pruebas Rápidas para el diagnóstico de Sífilis (PRS)

Son pruebas sencillas, específicas y confirmatorias, debido a que detectan anticuerpos de T. pallidum. Se pueden realizar en el lugar de la consulta, con una pequeña cantidad se sangre, con el objetivo de dar tratamiento inmediato. No distingue infección activa, de una pasada o tratada por lo que si resultara positiva deberá realizarse una PNT para definir el estado de la sífilis.

Aún así, debería darse el tratamiento inmediatamente, aún sin disponer de la confirmación, sobretodo en pacientes en los que se dude un seguimiento adecuado (Hicks y Clement, 2019).

Pruebas para detectar neurosífilis
El examen del fluido cerebroespinal es la única manera de dar un diagnóstico definitivo de neurosífilis y se utiliza la prueba VDRL. Se toman en cuenta al final resultados de esta prueba, conteo de células y proteínas del líquido con o sin signos y síntomas acompañantes (CDC, 2015).

Interpretación de las pruebas (MSAL, 2019)

PNT	PT	Diagnóstico
Reactiva	Reactiva	Sifilis actual o pasada
Reactiva	No Reactiva	Inespecífico (otras patologías o condiciones fisiológicas)
No Reactiva	Reactiva	Sífilis tratada, sífilis primaria muy reciente, sífilis tardía o reacción de prozona en sífilis secundaria
Reactiva	Reactiva	Ausencia de infección o en período de incubóación

Figura 11. Interpretación de las pruebas del esquema tradicional de sífilis (MSAL, 2019)

Tratamiento
La Penicilina G es el tratamiento de elección en todas las etapas de la sífilis debido a que su eficacia es máxima y no se han registrado resistencias. Sin embargo la dosis y duración del tratamiento depende de la etapa de la enfermedad (Hicks y Clement, 2019). Las personas infectadas con el VIH siguen el mismo tratamiento que aquellas sin este virus (MSAL, 2019).

El uso de lidocaína, que es un anestésico, junto a la Penicilina G Benzatínica no cambia la concentración de Penicilina pero sí reduce en gran porcentaje el dolor (MSAL, 2019).

Tratamiento para la población general:
Sífilis primaria, secundaria y latente temprana (tiempo de adquisición < o igual a 1 año)
Sífilis temprana implica una infección ocurrida dentro del año pasado y los objetivos de su tratamiento son prevenir los efectos adversos a largo plazo de la infección y reducir la transmisión de la misma a otras personas (Hicks y Clement, 2019).

El tratamiento de elección es la Penicilina G Benzatínica en dosis única y como tratamiento alternativo en pacientes alérgicos cuando no se puede realizar desensibilización, en personas que tienen una alergia severa o cuando la vía de tratamiento está contraindicada se utiliza doxiciclina, ceftriaxona y azitromicina. Sin embargo, ésta última ha demostrado tener resistencias que siguen en aumento y hay fracasos en el tratamiento especialmente en personas con VIH y hombres que tienen relaciones con otros hombres (MSAL, 2019).

Sífilis tardía (tiempo de adquisición > 1 año o desconocida)
El tratamiento de elección es penicilina benzatínica semanal, por tres dosis. Si el paciente no se coloca una dosis y han pasado más de 14 días desde la última dosis recibida, se debería iniciar nuevamente el esquema. Cabe destacar que previo a su administración se debe descartar que el paciente padezca neurosífilis (Hicks y Clement, 2019).
Para los pacientes que ya presentan daño en el corazón, la terapia con antibióticos no revierte los síntomas o efectos que ya se produjeron sino que puede parar su evolución (Hicks y Clement, 2019).
Como tratamiento alternativo para aquellos pacientes con alergia servera o cuando la vía de tratamiento está contraindicada se administra por vía oral doxicilina por 21 a 28 días o ceftriaxona por 10 a 14 días (MSAL, 2019).

Neurosífilis y sífilis oftálmica
La neurosífilis puede ocurrir a cualquier momento de la infección y en este tratamiento se debe ingresar al paciente a un ambiente hospitalario para el tratamiento con Penicilina G sódica por vía endovenosas durante 10 a 14 días.
Antes de intentar regímenes alternativos se debería tratar de desensibilizar a la persona o re exponerla a penicilina si presentan neurosífilis para que reciban el régimen estándar endovenoso. Si esto no se logra las alternativas son Penicilina procaina más probenecid por 10 a 14 días, aunque este régimen no ha sido totalmente comprobado o estudiado para el tratamiento de neurosífilis y además el tratamiento con penicilina procaina es doloroso, por lo que es más complicado que el paciente termine el esquema completo. También se utiliza en otros casos ceftriaxona por 10 a 14 días o doxicilina por 21 días, pero nuevamente son tratamientos con información y comprobación limitadas.

BIBLIOGRAFÍA

1. Ministerio de Salud y desarrollo social presidencia de la Nación Argentina (2019). Diagnóstico y tratamiento de sífilis 2019. Recuperado de: http://www.msal.gob.ar/images/stories/bes/graficos/0000001408cnt-2019-02-25_guia-sifilis.pdf

2. Hicks, C., & Clement, M. (2019). Syphilis: Epidemiology, pathophysiology, and clinical manifestations in HIV-uninfected patients. Recuperado de: https://www.uptodate.com/contents/syphilis-epidemiology-pathophysiology-and-clinical-manifestations-in-hiv-uninfected-patients?search=sifilis&source=search_result&selectedTitle=3~150&usage_type=default&display_rank=3

3. Clark, E & Danbolt N. (1964). The Oslo study of the natural course of untreated syphilis: An epidemiologic investigation based on a re-study of the Boeck-Bruusgaard material.

4. Hicks, C., & Clement, M. (2019). Syphilis: Screening and diagnostic testing. Recuperado de: https://www.uptodate.com/contents/syphilis-screening-and-diagnostic-testing?search=sifilis%20diagnostico&source=search_result&selectedTitle=1~150&usage_type=default&display_rank=1

5. Organización Mundial de la Salud (2015). Report on global sexually transmitted infection surveillance. Recuperado de: https://apps.who.int/iris/bitstream/handle/10665/249553/9789241565301-eng.pdf;jsessionid=25DA348EE7CDFC387C271F7767AFD756?sequence=1a

6. Kennedy J, Barnard J, Prahlow J. (2006). Syphilitic coronary artery ostial stenosis resulting in acute myocardial infarction and death.

7. Organización Mundial de la Salud (2007). El uso de las pruebas rápidas para sífilis. Recuperado de: https://apps.who.int/iris/bitstream/handle/10665/43711/TDR_SDI_06.1_spa.pdf;jsessionid=1E36BD191DC4821C74DA9803F99B8073?sequence=1

8. Workowski K, Bolan G (2015). Centers for Disease Control and Prevention (CDC). Sexually transmitted diseases treatment guidelines.

9. Hicks, C., & Clement, M. (2019). Syphilis: Treatment and monitoring. Recuperado de: https://www.uptodate.com/contents/syphilis-treatment-and-monitoring?search=sifilis%20tratamiento&source=search_result&selectedTitle=1~150&usage_type=default&display_rank=1

5. PAPILOMA VIRUS
MD.Elizabeth Landeta

Papiloma Virus

Definición

El papiloma humano es uno de los virus de transmisión sexual más frecuente a nivel mundial. La mayoría de las personas con infecciones por este virus no presenta síntomas, por lo que puede pasar inadvertida. En algunos casos causa la formación de tejido anormal (verrugas o papilomas) y en menos del 10% de las personas infectadas se presenta una infección persistente que puede derivar al desarrollo de malignidad (Ochoa, 2014, p .308) por lo cual es una de las principales causas de cáncer de cuello de útero; al virus también se le asocia con cáncer anal, vulvar, vaginal, peneano y de la orofaringe (Cai, Di vico, Durante, Tognarelli, Bartoletti, 2018).

"Ocupa el cuarto lugar entre los canceres más comunes que afectan a la mujer" (OMS, 2017). La mayor parte de las personas sexualmente activas tendrán el virus del papiloma humano en algún momento de su vida.

Clasificación

Existen más de 200 tipos del virus del papiloma humano y su infección puede ser de bajo o de alto riesgo (Ochoa, 2014).

Las infecciones de bajo riesgo (no asociados con cáncer) son las que ocasionan verrugas genitales o alrededor de estos y en el ano, tanto en hombres como en mujeres. Se asocian 12 tipos a este tipo de infección (CDC, 2007, p. 2). Las infecciones de alto riesgo (asociados con cáncer) son las que ocasionan cáncer de cuello de útero principalmente pero también se asocian a cáncer de región anogenital y orofaríngeo. Se asocian 15 tipos a este tipo de infección (CDC, 2007, p.2).

Tipos de bajo riesgo (no asociados con cáncer)	Tipos de alto riesgo (asociados con cáncer)
Tipos comunes: 6, 11, 40, 42, 43, 44, 54, 61, 72, 73, 81.	Tipos comunes: 16, 18, 31, 33, 35, 39,45, 51, 52, 56, 58. 59, 68, 82.
El virus 6 y 11 son los virus de bajo riesgo que se encuentran con mayor frecuencia asociados a las verrugas genitales.	El virus 16 es el tipo de alto riesgo más común, ya que se encuentra en la casi la mitad de todos los canceres de cuello uterino.
Estos pueden causar cambios de bajo grado en las células de cuello del útero y verrugas.	El virus 18 es otro virus de alto riesgo común, el cual no solo se puede encontrar en lesiones escamosas sino también en lesiones glandulares del cuello de útero. Representa entre un 10% y un 12% de los canceres de cuello de útero.

Tabla 1 Tipos de Virus Papiloma Humano. (CDC, 2007.)

Diagnóstico clínico

La mayoría de las infecciones por el virus del Papiloma Humano desaparecen espontáneamente sin signos o síntomas clínicos. (Mateos, Pérez, Rodriguez, 2016, p.12).

La infecciones que no desaparecen por virus del papiloma humano van a ocasionar lesiones benignas como verrugas o papiloma, condilomas genitales, enfermedades de la vía aérea superior como la papilomatosis respiratoria recurrente (PRR) y lesiones cutáneas. (Mateos, et al., 2016)

Son lesiones planas, en forma de coliflor, indoloras comúnmente múltiples que en mujeres se puede presentar en vulva, vagina, cerca del ano y cuello de útero. En hombres las verrugas aparecen en escroto, pene y alrededor del ano (Mayo clinic, 2018). La mayoría de las infecciones por virus del Papiloma humano desaparecen después de algunos meses posteriores al diagnóstico.

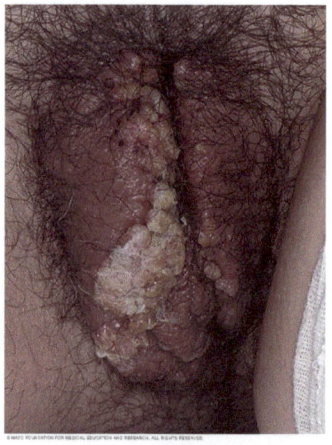

Ilustración 1 Verrugas en genitales femeninos. Adaptado de (Mayo clinic, 2018)

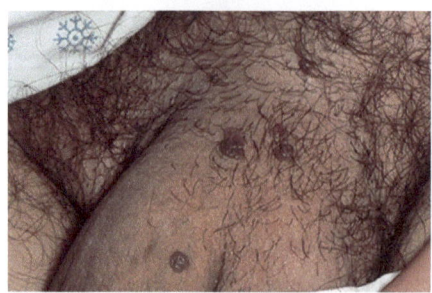

Ilustración 2 Verrugas en genitales masculinos. Adaptado de (Mayo Clinic, 2018)

La PRR en jóvenes se asocia a historia materna de verrugas genitales en el embarazo, mientras que la PRR en adultos se asocia al números de parejas sexuales a lo largo de su vida y sexo oral. (Mateos, et al.,2016, p. 13)

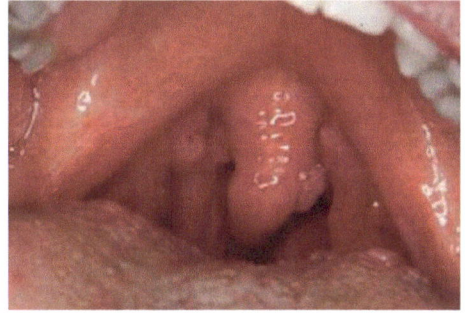

Ilustración 3 Papilomatosis respiratoria recurrente. Lesiones en úvula. Adaptado de (Medsaludin.es, 2019)

Las formas clínicas suelen ser benignas mientras que las subclínicas pueden ser lesiones con potencial a evolucionar a cáncer, las infecciones de alto riesgo que se asocian a cáncer se describirán en el apartado de complicaciones.

Diagnóstico diferencial

Tabla 2 Diagnóstico diferencial del VPH

Condiloma plano sifilítico	*Ilustración 4* condiloma plano sifilítico
Queratosis seborreica	*Ilustración 5* Queratosis seborreica

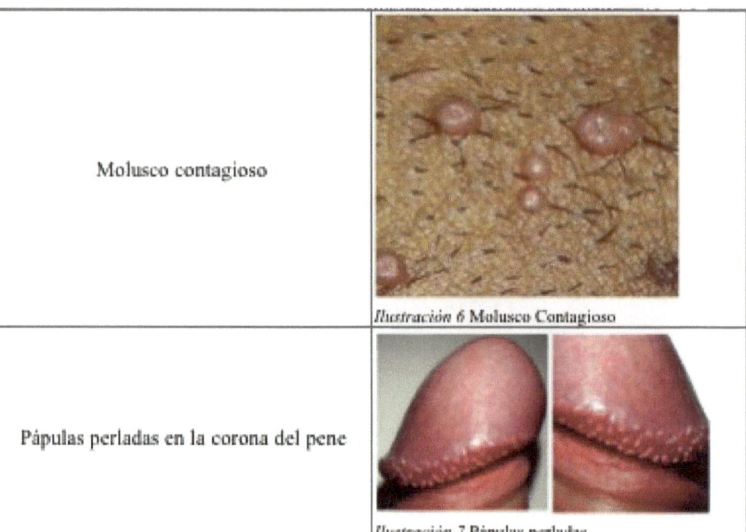

Ilustración 6 Molusco Contagioso

Ilustración 7 Pápulas perladas

Pruebas de laboratorio

Las verrugas genitales suelen identificarse por criterios clínicos, gracias a su aspecto típico son de fácil diagnóstico. Por otro lado ya que la mayoría de infección por virus de papiloma humano es asintomática, la detección se realizara en una muestra de secreción de cuello uterino que permite detectar la presencia del virus (Prueba de VPH) o detectar alteraciones celulares mínimas o más importantes sugerentes de lesiones premalignas (citología cervical o papanicolau). (Asociación Española de patología cervical y colposcopía, 2016)

La citología cervical es una prueba diagnóstica que consiste en tomar una muestra de células del cuello del útero con un cepillo que posteriormente es colocada es un portaobjetos se fija, se tiñe y se analiza con el microscopio, es una prueba sencilla e indolora. La citología cervical detecta los cambios celulares provocados por el virus del papiloma humano, pero no al virus mismo. Por lo que existe la prueba del VPH que está basada en la detección del virus, que informa sí existe el virus y que tipo específico de virus es. (Zavaleta, 2017). Por esto estas dos pruebas se utilizan en los programas de prevención del cáncer de cuello de útero.

Un resultado anormal de la citología o una prueba de VPH positiva para virus de alto riesgo es un indicador de sospecha de lesión premaligna y deben ser evaluados con estudios complementarios como la colposcopia y biopsia del cuello del útero, siendo esté ultimo el que brinda el diagnóstico definitivo. (Asociación Española de patología cervical y colposcopia, 2016)

Tratamiento

Existen múltiples tratamientos y dependen de la severidad y extensión de las lesiones causadas por el virus. La elección del tratamiento será consensuado entre paciente y médico, teniendo en cuenta la morfología y extensión de las lesiones. Ninguna mujer con citología anormal deberá tratarse sin un estudio colposcópico y toma de biopsia previa. (Pacheco, Hernández M., Hernández T., Zárate, 2012, p 714.)

En cuanto al tratamiento para verrugas o condilomas su objetivo es eliminar la lesión y esto se puede hacer por varios métodos que se realizan ambulatoriamente con o sin anestesia local; tenemos el ácido salicílico, ácido retinoico, la cantaradina, bleomicina, el 5- fluorouracilo, interferón alfa, podofilotoxina al 5% en solución o crema al 0,15%, imiquimod al 5%, cidofovir al 1%, el ácido tricloroacético (solución al 80-90%), criocirugía, la radiocirugía y laser. (Muñoz, Pigem, Alsina, 2013)

Las lesiones cervicales de alto grado deben ser eliminadas por métodos quirúrgicos más agresivos, como el cono cervical. Sin embargo esto no es aplicable cuando se detecta un cáncer invasor, en este caso la histerectomía (parcial o total dependiendo de las características de la paciente y de su tumor) es la alternativa quirúrgica empleada. Los cánceres avanzados, en los cuales la cirugía ya no es aplicable, son tratados con radioterapia y/o quimioterapia. (Zavaleta, 2017).

Complicaciones

La complicación más frecuente del virus del papiloma humano es la asociación a cáncer. El tiempo que transcurre entre la infección por el Virus del papiloma humano y la incidencia de cáncer es de dos a cuatro décadas, por lo que el inicio de la infección y las lesiones iniciales del cáncer de cuello uterino son un objetivo apropiado para el tamizaje y la detección temprana. (Mateos, et al., 2016, p12.). Alfa, podofilotoxina al 5% en solución o crema al 0,15%, imiquimod al 5%, cidofovir al 1%, el ácido tricloroacético (solución al 80-90%), criocirugía, la radiocirugía y laser. (Muñoz, Pigem, Alsina, 2013) Las lesiones cervicales de alto grado deben ser eliminadas por métodos quirúrgicos más agresivos, como el cono cervical. Sin embargo esto no es aplicable cuando se detecta un cáncer invasor, en este caso la histerectomía (parcial o total dependiendo de las características de la paciente y de su tumor) es la alternativa quirúrgica empleada. Los cánceres avanzados, en los cuales la cirugía ya no es aplicable, son tratados con radioterapia y/o quimioterapia. (Zavaleta, 2017)

Tabla 3 Cáncer atribuible a Infección por Virus del Papiloma humano

Sitio	Virus del papiloma humano asociado (%)
Vagina	60-90%
Vulva	40-50%
Pene	33%
Ano	88-94%
Oro faríngeo	35-50%
Otros lugares de cavidad oral	5-15%

(Adaptado de Mateos, et al, 2016.)

En Neoplasia intraepiteliales de vagina (VIN) grado 3 el virus del papiloma humano se asocia en el 82 – 100%. En cáncer de pene en lesiones de alto grado el virus del papiloma humando se asocia en el 87,1% de los casos. El cáncer de ano es más prevalente en homosexuales y mujeres con cáncer de cuello uterino por lo que se considera una enfermedad emergente desde su asociación con virus del papiloma humano. (Mateos, et al., 2016, p. 13).

Infección en el embarazo

El virus del papiloma humano generalmente cursa de manera asintomática, por lo que se recomienda en mujeres embarazadas que acuden a consultas prenatales la identificación oportuna de lesiones asociadas al virus. El examen físico e interrogatorio es la clave para el diagnóstico de estas lesiones.

El virus del papiloma humano positivo en mujeres embarazadas es un factor de riesgo para infección del virus en infantes. Se puede transmitir de forma vertical afectando al recién nacido en genitales y mucosa oral, esté ultimo provocando la papilomatosis respiratoria recurrente. La frecuencia de la transmisión aun no es clara pero se ha encontrado una asociación del 1 al 5%. (Smith, et al.,2010). Se ha demostrado la presencia de anticuerpos anti-HPV, tipo seis en infantes de madres portadoras de condilomas.

En mujeres embarazadas con condilomas o verrugas genitales se encamina el tratamiento para erradicar las lesiones clínicas antes del parto y disminuir el riesgo de transmisión vertical al recién nacido. No hay evidencias que el cáncer de cuello uterino o lesiones premalignas sean modificados por la gestación. El tratamiento de primera línea en embarazadas es el ácido tricloroacetico como método químico, también podemos utilizar métodos físicos como la crioterapia, radiocirugía o laser. El tratamiento depende de la extensión de la lesión. (Morales, Ramirez, 2015).

En mujeres embarazadas con infección de virus del papiloma humano es importante el tamizaje de otras infecciones de transmisión sexual por su frecuente asociación.

La cesárea no previene la transmisión del virus del papiloma humano por lo que no está indicado, la cesárea se reserva para embarazadas con indicaciones de orden obstétrico. (Morales, et al., 2015).

Seguimiento y vigilancia

El virus del papiloma humano es asintomático en la mayoría de los casos y es la infección de transmisión sexual más prevalente a nivel mundial. Aproximadamente el 80% de las personas sexualmente activa tendrán el virus del papiloma humano en su sistema. Por lo cual se han desarrollado programas de prevención e identificación del virus como política nacional por su fuerte asociación a cáncer de cuello uterino. (Asociación Española de patología cervical y colposcopía, 2016).

Según estudios internacionales se recomienda la realización de la citología cervical a mujeres a partir de los 25 años, repitiendo la prueba cada tres años, dependiendo del resultado inicial. La prueba del VPH se recomienda a partir de los 30 años, y como es una prueba más sensible el tiempo entre prueba y prueba podrá ser de hasta 5 años, obviamente dependiendo del resultado inicial. (Mateos, et al. 2016)

También se desarrolló las vacunas contra el VPH. Existen 2 vacunas altamente inmunogénicas. Una cuadrivalente contra los tipos de VPH 6,12,16 y 18 y otra con los tipos 16 y 18. Como parte esencial del manejo de las infecciones por virus de papiloma humano, la vacunas representan una opción extraordinaria como prevención. Protege contra verrugas genitales y asociaciones cancerígenas de cáncer de cuello uterino. (Ochoa, 2014)

En el Ecuador el ministerio de salud pública como estrategia nacional de salud para prevención de cáncer uterino ofrece vacunación gratuita a niñas de 9,10 y 11 años en dos dosis con un intervalo de 6 meses cada una.

Indicaciones de vacunación: la OMS recomienda la vacunación contra el VPH por considerarla segura y eficaz para proteger contra en cáncer de cuello uterino.
• Niñas de 9-13 años. Las niñas que reciben la vacuna antes de los 15 años pueden utilizar dos dosis.
• Los individuos inmunocomprometidos incluidos aquellos con VIH, así como las mujeres de 15 años y mayores también deben recibir la vacuna y necesitan tres dosis. (0-2 meses y 6 meses calendario).
• La vacuna del VPH funcional mejor si se administra antes del inicio de la actividad sexual.
• No se recomienda la aplicación de la vacuna en mujeres embarazadas. (Ochoa, 2015).

BIBLIOGRAFÍA

1. Ochoa F. (2014). Virus del Papiloma humano. Desde su descubrimiento hasta el desarrollo de una vacuna. Parte I/III. Gaceta Mexicana de Oncología, 13 (5): 308-315. Recuperado de https://www.elsevier.es/es-revista-gaceta-mexicana-oncologia-305-pdf-X1665920114805966
2. Cai T., Di Vico T., Durante J., Tognarelli A., Bartoletti R. (2018). Human papilloma virus and genitourinary cancers: a narrative review. Minerva Urologica e Nefrologica, 70(6):579-587. Doi:10.23736/S0393-2249.18.03141-7
3. Organización Mundial de La Salud (OMS). Virus del Papiloma Humano. Recuperado de https://www.who.int/immunization/diseases/hpv/es/
4. Center for Disease Control and Prevention (CDC). (2007). Virus del papiloma Humano Informacion sobre el VPH para médicos. Recuperado de https://www.minsalud.gov.co/salud/Documents/observatorio_vih/documentos/literatura_interes/Virus%20del%20papiloma%20humano.pdf
5. Mateos M., Pérez S., Pérez M., Rodríguez M. (2016). Diagnóstico microbiológico de la infección por el virus del papiloma humano. Recuperado de https://www.seimc.org/contenidos/documentoscientificos/procedimientosmicrobiologia/seimc-procedimientomicrobiologia57.pdf
6. Asociación Española de patología cervical y colposcopía. (2016). Infeccion por el virus del papiloma humano: lesiones premalignas y cáncer. Recuperado de http://www.aepcc.org/wp-content/uploads/2016/10/Infeccion_AEPCC_def.pdf
7. Pacheco A., Hernández M., Hernández T., Zárate A. (2012). Terapéutica en infección por virus del papiloma humano. Ginecologia y Obstetricia de México, 80 (11): 712-719. Recuperado de https://www.medigraphic.com/pdfs/ginobsmex/gom-2012/gom1211e.pdf
8. Muñoz C., Pigem R., Alsina M. (2013). Nuevos tratamientos en la infección por virus del papiloma humano. Actas Dermo- Sifiliográficas 104 (110): 883-889. Recuperado de https://www.elsevier.es/es-revista-medicina-familia-semergen-40-pdf-S0001731013001506
9. Zavaleta L. (2017). Infecciones de trasmisión sexual: Virus del Papiloma humano. Universidad Nacional Autónoma de México. Recuperado de http://www.facmed.unam.mx/deptos/microbiologia/virologia/infecciones-transmision-sexual.html
10. Smith E., Parker M., Rubenstein L., Haugen T., Hamsikova E., Turek L. (2010). Evidence for vertical transmission of HPV from mothers to Infants. Infectious diseases in Obstetrics and gynecology. 2010 : 1-7 . Doi: http://dx.doi.org/10.1155/2010/326369
11. Morales A., Ramirez A. (2015). Condiloma acuminado en embarazo. Consideraciones en la atención prenatal. Gaceta Médica Espirituana 17 (2). Recuperado de http://scielo.sld.cu/scielo.php?script=sci_arttext&pid=S1608-89212015000200010
12. Ochoa F., Guarneros D., Velasco M. (2015). Infeccion por el virus del papiloma humano en mujeres y su prevención. Gaceta Mexicana de Oncología 14(3): 157-163. Doi: http://dx.doi.org/10.1016/j.gamo.2015.08.002

6. GONORREA
MD.Ana Gabriela Sangurima

GONORREA

Definición

La gonorrea es una enfermedad de transmisión sexual (ETS) que puede infectar tanto a los hombres como a las mujeres. Puede causar infecciones en los genitales, el recto y la garganta. Es una infección muy común, especialmente en las personas jóvenes de 15 a 24 años.(División para la Prevención de Enfermedades de Transmisión Sexual, 2016)

Como se citó en Conde (1997) la gonorrea, es una enfermedad causada por la bacteria *Neisseria gonorrhoeae*, está ampliamente distribuida en el mundo y se le reconoció desde tiempos bíblicos. Galeno en el año 130 a.C. acuñó el término gonorrea (que quiere decir en griego "salida de flujo o semilla") por la impresión errónea de considerar a la secreción purulenta una espermatorrea. Esta enfermedad fue descrita por primera vez, ya en tiempos modernos (1879), por el médico alemán Albert Neisser, a quien llamó la atención la presencia constante de una bacteria particular con morfología cocoide, en descargas purulentas de los pacientes infectados. No sólo lo encontró en descargas vaginales o uretrales, sino incluso en exudado conjuntival, y a este microorganismo lo llamó Micrococcus gonorrhoeae.(p. 545)

La infección gonocócica que se localiza en uretra, ano, cérvix y faringe se produce luego del contacto sexual con una persona portadora de la bacteria causante de la enfermedad. Así como también puede localizarse a nivel conjuntival en los recién nacidos siendo estos infectados al momento del parto.

Morris (2016) afirma que "durante un episodio de coito vaginal, la probabilidad de transmisión de la mujer al hombre se aproxima al 20%, aunque puede ser más elevada del hombre a la mujer".

En 1% de los casos, sobre todo en mujeres, aparece una infección gonocócica generalizada provocada por la diseminación hematógena de la enfermedad. Este cuadro afecta típicamente la piel, las vainas tendinosas y las articulaciones. Rara vez se aparecen pericarditis, endocarditis, meningitis y perihepatitis. (Morris, 2016).

Diagnóstico Clínico

Presenta un periodo de incubación de 2 a 5 días con un límite de 1 a 14 días.

• En el hombre, la **uretritis** se caracteriza por un período de incubación de entre 2 y 14 días. La enfermedad suele manifestarse con molestias leves en la uretra, seguidas de hipersensibilidad y dolor peniano más intenso, disuria y secreción purulenta. A medida que la infección se disemina a la cara posterior de la uretra, el paciente puede presentar polaquiuria y tenesmo vesical. En el examen se detecta una secreción uretral purulenta amarillo-verdosa e inflamación del meato uretral. (Morris, 2016).

• En la mujer la **cervicitis** suele estar precedida por un período de incubación > a 10 días. Los síntomas, es decir la disuria y el flujo vaginal, pueden ser leves o graves. Durante el examen pelviano el médico puede identificar una secreción cervical mucopurulenta o purulenta y el orificio cervical puede estar eritematoso y sangrar fácilmente cuando contacta con el espéculo. (Morris, 2016).

• La paciente puede presentar uretritis concomitante, con expresión de pus a través de la uretra cuando se comprime la sínfisis del pubis o los conductos de las glándulas de Skene o de Bartholin. (Morris, 2016).

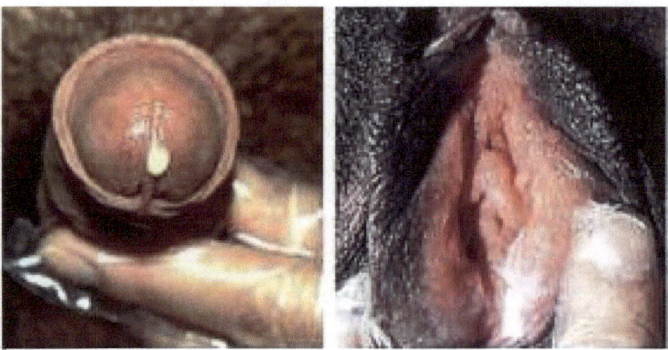

Ilustración 1 Uretritis en hombres y mujeres (Cabral, 2008)

• **Gonorrea rectal** suele ser asintomática y aparece sobre todo en hombres que tienen relaciones sexuales anales receptivas y en mujeres que también practican sexo anal. Sus síntomas consisten en prurito rectal, secreción rectal turbia, proctorragia y estreñimiento (Morris, 2016).

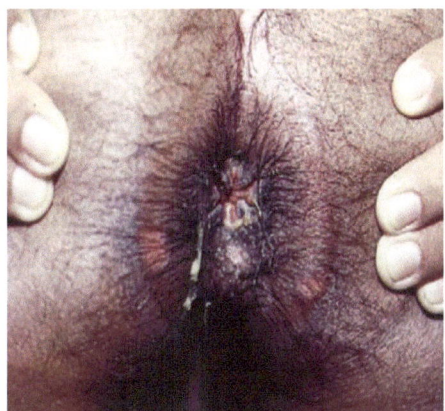

Ilustración 2 gonorrea rectal (Cabral, 2008)

•**Gonorrea faríngea** se produce por contacto orogenital se evidencia enrojecimiento, prurito y ardor de la mucosa de la boca, exudado purulento y halitosis. (Cabral, 2008, p. 32).

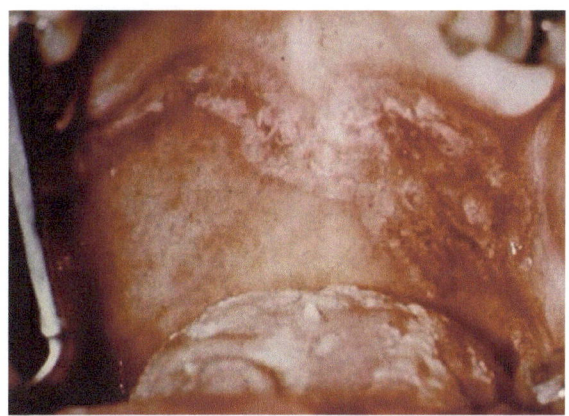

Ilustración 3 Gonorrea faríngea (Cabral, 2008)

•**Gonorrea ocular:** esta causa una conjuntivitis bacteriana en el recién nacido. El contagio se produce al nacer por vía vaginal de una madre portadora de la enfermedad.

•**La infección gonocócica generalizada,** también conocida como síndrome de artritis-dermatitis, refleja el desarrollo de bacteriemia y se manifiesta típicamente con fiebre, dolor migratorio o edema articular (poliartritis) y lesiones cutáneas pustulosas. En algunos pacientes aparece eritema o edema tendinoso (p. ej., en la muñeca o el tobillo). Las lesiones cutáneas características se identifican en los brazos o las piernas, tienen una base eritematosa y son pequeñas, algo dolorosas y a menudo pustulosas. La gonorrea genital, que es el origen habitual de la infección generalizada, puede ser asintomática. La infección gonocócica generalizada puede confundirse con otros trastornos productores de fiebre, lesiones cutáneas y poliartritis (p. ej., prodromo de la infección por hepatitis B o meningococemia) y algunos de estos otros trastornos también provocan síntomas genitales. (Morris, 2016)

Diagnóstico diferencial

Según Borrel (2014) "existe una Uretritis No Gonocócica (UNG) que es la patología con la que se debe realizar el diagnóstico diferencial, se considera UNG a la infección de transmisión sexual que cursa con secreción uretral y vaginal en la que no se evidencia *N.Gonorrhoeae*".(p. 41).

Algunos de los posibles patógenos de secreción uretral y vaginal luego de una relación sexual son:
- Chlamydia trachomatis (15-40%),
- Ureaplasma urealyticum (30-40%),
- Mycoplasma hominis, Haemophilus sp. (20-40%);
- Trichomonas vaginalis (5%),
- Candida albicans, Ureaplasma urealyticum (20- 30%).
- Mycoplasma genitalium (18-45%) (Palacios, 2011, pág. 27) (Borrel, et al. 2014).

Tabla 1 Diagnóstico diferencial

Síndrome	Síntomas comunes	Señales comunes	ITS comunes
Secreción vaginal	•Secreción vaginal •Prurito •Dolor a la micción •Dispareumia •Olor fétido	•Edema de vulva •Hiperemia de vulva •Secreción vaginal y/o cervical	•Vulvovaginitis •Tricomoniasis •Candidiasis •Gonorrea •Infección por clamidia
Secreción uretral	•Secreción uretral •Prurito •Dolor a la micción •Dispareumia •Olor fétido	Secreción uretral (si es necesario, pida al paciente ordeñar la uretra)	•Tricomoniasis •Ureaplasma •Micoplasma •Gonorrea •Infección por clamidia

Pruebas de laboratorio

Ya que la clínica en hombres puede ser inespecífica y en mujeres en ocasiones pasar desapercibida se recomienda las siguientes pruebas de laboratorio:

Palacios (2011) afirma que "se puede realizar de inmediato el examen microscópico de un frotis de la secreción uretral teñido con el método de Gram para detectar la uretritis gonocócica en la cual se observan células polimorfonucleares con diplococos intracelulares característicos"(p.28).

La observación de diplococos gramnegativos intraleucocitarios proporciona el diagnóstico de presunción sensibilidad >95% y especificidad > 99% en varones, sensibilidad del 45-85% y especificidad de 90% en mujeres. (Borrel, Díaz, Herrera, Sánchez, Sanmartín, 2014, p. 40).

El cultivo del gonococo es otro método de laboratorio de diagnóstico sin embargo al requerir condiciones determinadas para su adecuado crecimiento, así como un transporte adecuado de las muestras no todos los laboratorios lo realizan.

Infecciones de Transmisión Sexual

Tratamiento

Condición de la infección	Régimen recomendado	Régimen alternativo
Infección gonocócica anogenital en adultos	Ceftriaxona de 500 mg IM en dosis única, con azitromicina de 1 g VO en una sola dosis	Cefixima de 400 mg por VO en una sola dosis, con azitromicina de 1 g VO en una sola dosis (recomendable si la vía IM está contraindicada), o Espectinomicina de 2 g IM en dosis única, con azitromicina de 1 g VO en una sola dosis o Cefotaxima de 500 mg IM en dosis única, con azitromicina de 1 g VO en una sola dosis, o Cefotaxima de 2 g IM en dosis única o Cefpodoxime de 200 mg VO dosis única, con azitromicina de 1g VO en una sola dosis. Azitromicina en dosis altas (2 g dosis única)
Infección gonocócica diseminada	Ceftriaxona de 1 g IM o IV cada 24 h. El tratamiento debe continuar durante siete días. Puede ser cambiado de 24 a 48 h después de que mejoren los síntomas a uno de los siguientes regímenes orales: Cefixima de 400 mg VO, dos veces al día, o ciprofloxacina de 500 mg VO, dos veces al día, u ofloxacina de 400 mg VO, dos veces al día. (Para el uso de quinolonas se debe conocer la sensibilidad). El tratamiento debe continuar durante siete días.	Puede ser cambiado de 24 a 48 h después de que mejoren los síntomas a uno de los siguientes regímenes orales: Cefixima de 400 mg VO, dos veces al día. (Para el uso de quinolonas se debe conocer la sensibilidad) En pacientes con historia de hipersensibilidad a cefalosporinas se recomienda la espectinomicina de 2 g IM en una sola dosis con Azitromicina de 1 g VO a una sola dosis. Azitromicina 2 g por VO en una sola dosis. Ciprofloxacino 500 mg VO en una sola dosis cuando la infección se conoce o se prevé que sea sensible a quinolonas.
Enfermedad infamatoria pélvica gonocócica	Ceftriaxona de 500 mg IM dosis única, inmediatamente seguida por domicilian de 100 mg, VO dos veces al día, más metronidazol de 400 mgVO, dos veces al día, durante 14 días	
Infección faríngea gonocócica	Ceftriaxona de 500mg IM una sola dosis más azitromicina de 1 g VO una sola dosis. Ciprofloxacino* de 500mg VO una sola dosis, o Ofloxacino* de 400mg VO una sola dosis. *Sí N. gonorrhoeae es sensible a las quinolonas	
Antecedentes de alergias	Espectinomicina de 2g IM en una sola dosis con azitromicina de 1 g por VO en una sola dosis.	Azitromocinina de 2g VO en una sola dosis, o Ciprofloxacino de 500mg VO en una sola dosis (en infección que se conoce sensible)
Embarazo y lactancia	Ceftriaxona de 500mg IM una sola dosis con azitromicina de 1g VO una sola dosis. Espectinomicina de 2g en una sola dosis con azitromicina de 1g VO en una sola dosis.	
En niños menores de 9 años de edad con infección gonocócica anogenital (uretral, vagina, rectal)y faringe	Ceftriaxona de 50mg/kg IM hasa 250mg en una sola dosis más azitromicina de 20mg/kg (dosis máxima de 1g) VO en una sola dosis.	Cefixima de 8mg/kg VO dos veces al día en dos dosis (máximo 400mg por dosis) y azitromicina de 20mg/kg (dosis máxima de 1g) VO en una sola dosis, o Espectinomicina de 40 mg/kg IM en una sola dosis (dosis máxima de 2g) más azitromicina de 20mg/kg (dosis máxima de 1g) VO en una sola dosis.
En los recién nacidos (hasta un mes de edad)	Ceftriaxona de 25-50 mg/kg (máximo 125 mg)	

1. Borrel, J., Díaz A., Herrera A., Sánchez L., Sanmartín E. (2014). GUIA de BUENA PRÁCTICA CLÍNICA en infecciones de transmisión sexual. Recuperado de https://www.cgcom.es/sites/default/files/gbpc_infecciones_transmision_sexual.pdf
2. Cabral, J., Cruz C., Ramos U., Ruiz P. (2008). Atlas de ITS. Manifestaciones clínicas, diagnóstico y tratamiento. Recuperado de http://www.paho.org/mex/dmdocuments/pub_atlasits.pdf
3. División para la Prevención de Enfermedades de Transmisión Sexual, C. N. (2016). CDC CENTRO PARA EL CONTROL Y PREVENCION DE ENFERMEDADES. recuperado de https://www.cdc.gov/std/spanish/gonorrea/stdfact-gonorrhea-s.htm
4. Conde- González C., Uribe- Salas F. (1970). Gonorrea: la perspectiva clásica y actual Salud Pública Mex, 39(6), 543-579. Recuperado de https://www.scielosp.org/article/spm/1997.v39n6/543-579/#ModalArticles
5. Cruz C., Ramos U., González A. (2011). Guía de prevención, diagnóstico y tratamiento de las ITS dirigida a personal de Servicios de salud.. Recuperado de http://www.censida.salud.gob.mx/descargas/normatividad/guia_prevencion_diagnostico_ITS-FEB13CS4.pdf
6. Morris S. (2016). Gonorrea. Recuperado de https://www.msdmanuals.com/es-ec/professional/enfermedades-infecciosas/enfermedades-de-transmisi%C3%B3n-sexual-ets/gonorrea
7. Grupo de trabajo del IMSS. (2014). Guía de referencia rápida Prevención, Diagnóstico, Tratamiento y Referencia de la Gonorrea en el primer y segundo nivel de atención. Recuperado de http://www.cenetec.salud.gob.mx/descargas/gpc/CatalogoMaestro/SS-729-14-Gonorrea/GRR_GONORREA_010914_vf.pdf

7. HERPES VIRUS
MD. Vanessa Armas Lema

Los virus se consideran agentes etiológicos frecuentes de causalidad en respecto a patologías de la piel y de gran incidencia en consulta médica, por este motivo se considera en este texto determinar los puntos clave sobre el Herpes Virus diagnóstico, manejo y tratamiento de la patología. (López, Sabio, Sánchez, 2005)

Definición
El herpes es considerado como una enfermedad causante de lesiones eruptivas en piel como la región labial, genital y regiones generalizadas del cuerpo que van a depender del tipo de herpes virus responsable de la patología. (Muñoz, Morillo, 2017)

Este tipo de infección no presenta una cura definitiva de la enfermedad, es decir que se mantendrá en el cuerpo en periodo de latencia y provocará subsecuentes reactivaciones. (López, Sabio, Sánchez, 2005)

La reactivación de esta patología se podrá presentar en periodos de estrés, traumatismos o golpes, disminución del estado inmunológico o compromiso del mismo y personas sometidas a transplantes. (López, Sabio, Sánchez, 2005)
El cuadro clínico característico de esta enfermedad será la presencia de vesículas o lesiones llenas de líquido que van a ser acompañadas de prurito. (López, et. Al. 2005)

Una persona puede contraer Herpes tras contacto con la saliva de otra persona infectada expresándose así el herpes bucal, herpes labial o herpes bucolabial, o también por contacto sexual expresándose el herpes genital, entre otra sintomatología característica dependiente del tipo de herpes que se encuentre presente. (López, Sabio, Sánchez, 2005)

Clasificación
Tras determinar la existencia de un cuadro de herpes virus, es muy importante determinar el tipo de herpes responsable de la sintomatología, actualmente se han determinado ocho tipos de herpes virus. (López, Sabio, Sánchez, 2005)

Para mayor facilidad de estudio y diferenciación de los diferentes cuadros clínicos se ha dividido al herpes virus en: tipo 1, tipo 2, herpes zoster, Epsteins Barr, citomegalovirus y herpes virus humanos 6, 7 y Sarcoma de Kaposi o herpes virus tipo 8. (López, Sabio, Sánchez, 2005)

Considerando que es muy común la presencia de casos de Herpes virus tipo 1, 2, varicela y herpes zóster, se dedicará esta sección al manejo e identificación de estas etiologías de manera principal. (Long, Prober, Fischer, 2009)
En cuanto a la virulencia del Herpes virus tipo 1, 2 y herpes zóster se dará a cabo en células como monocitos y de la misma manera se encontrará presentes en regiones de nervios sensitivos.

Para entender sobre cuál es el mecanismo de propagación de la enfermedad se debe mencionar que existen fases de multiplicación en el cuerpo humano del herpes virus que comprenden varios procesos en la célula del hospedador. (Long, Prober, Fischer, 2009)

La replicación surgirá de la unión de la envoltura del virus con la pared de una unidad celular, por medio de este paso la información viral va a ser transmitida hacia el núcleo de la célula en donde realizará su replicación y a su vez eliminará a la célula quien funciona como hospedador para pasar a ser liberadas hacia el cuerpo y proseguir con el ciclo. (López, et. Al. 2005)

En cuanto a la forma de transmisibilidad del herpes virus tipo 1 se había mencionado que se la realiza tras estar expuesto con el virus que se encuentra en la saliva de una persona portadora de la enfermedad, mismo mecanismo usado por el virus Epstein Barr y citomegalovirus, muy diferente al contagio de herpes virus tipo 2 que se transmiten por contacto sexual, canal del parto, a través de la lactancia materna, transfusiones sanguineas e incluso trasplante de órganos. (Long, Prober, Fischer, 2009)

La presencia de un cuadro de varicela es muy característico de la infancia, el mecanismo de transmisión se realiza al encontrarse en contacto con el virus en el aire ambiente o con las vesículas formadas en la expresión de la enfermedad, la producción de lesiones vesiculares se presentará a partir de un periodo de 14 a 21 días aproximadamente de incubación del virus, posterior se presentarán las lesiones vesiculares teniendo una duración de 5 días aproximadamente hasta llegar al periodo de resolución de sintomatología con la finalización de formación de lesiones costrosas y desprendimiento de las mismas en 1 a 2 semanas. (Long, Prober, Fischer, 2009)

Si bien es cierto se mencionó que es característico en niños, también puede estar presente en los adultos en la misma forma de reactivación tras el periodo de latencia dando origen al Herpes Zoster. (López, et. Al. 2005)
Al hablar del virus de Epstein Barr se habla del agente patológico causante de Mononucleosis infecciosa, su mecanismo de contagio es el contacto con saliva de una persona infectada, esta enfermedad además es característica de la presencia de adenopatías que serán autolimitadas al igual que la patogenia de los otros tipos de herpes. (Muñoz, Morillo, 2017)

Recidivas.
Como se había mencionado con anterioridad no existe un tratamiento de curación total de la enfermedad por herpes virus, esto quiere decir que tras varios factores predisponentes la persona podrá volver a presentar expresión de dicha patología o en su defecto lesiones ulcerativas en mucosa bucal tras largos periodos de infecciones bacterianas, de estrés, entre otros.

La sintomatología será característica de dolor en sitio donde se presentará la lesión y disminución de la sensibilidad. (Long, Prober, Fischer, 2009)
Se debe tomar en cuenta que usualmente la recidiva se presenta en el mismo lugar donde se provoca la lesión. (Long, Prober, Fischer, 2009)

Diagnóstico Clínico
La presencia de agrupación de lesiones será la primera pauta para la sospecha de este cuadro clínico, las vesículas se encontrarán contenidas de líquido y posteriormente procederán a presentar apertura dando lugar a una

lesión ulcerada, además el cuadro clínico puede estar acompañado de fiebre, pérdida de apetito, dolor, e incluso dolores musculares que persistirán tras la resolución del cuadro ya que el virus se encontrará en fibras sensitivas. (Long, Prober, Fischer, 2009)

Tras la presencia de dichas lesiones, el herpes virus tiene una capacidad de transmisibilidad de 24 horas es decir que la persona que presente las lesiones podrá transmitir el virus, más sin embargo la presencia de vesículas hará que el virus pierda transmisibilidad en su forma ulcerada. (Long, Prober, Fischer, 2009)

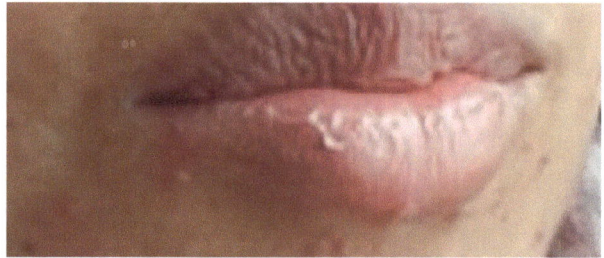

[Vanessa Armas]. (Ecuador, 2019). Herpes virus.

En la imagen se presenta una lesión característica de herpes labial, respectiva a herpes virus tipo 1, se debe tomar en cuenta que también las lesiones pueden encontrarse la región de mucosa bucal y de la misma manera presentarán su reactivación.

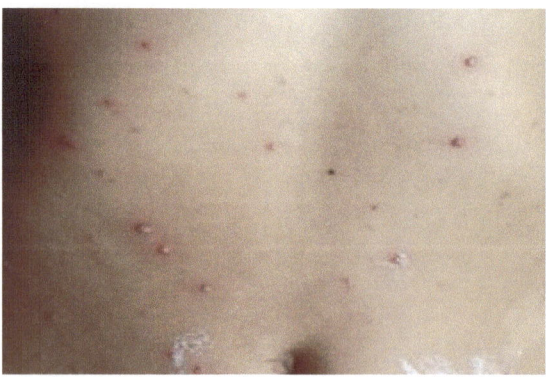

[Vanessa Armas]. (Ecuador, 2019). Herpes virus.

Paciente de 23 años de edad con cuadro típico de lesiones vesiculares en región abdominal con contenido líquido, característico de cuadro de

Varicela, posterior a esta fase las vesicular presentarán una forma ulcerada y una cicatriz siendo la fase final del cuadro clínico.

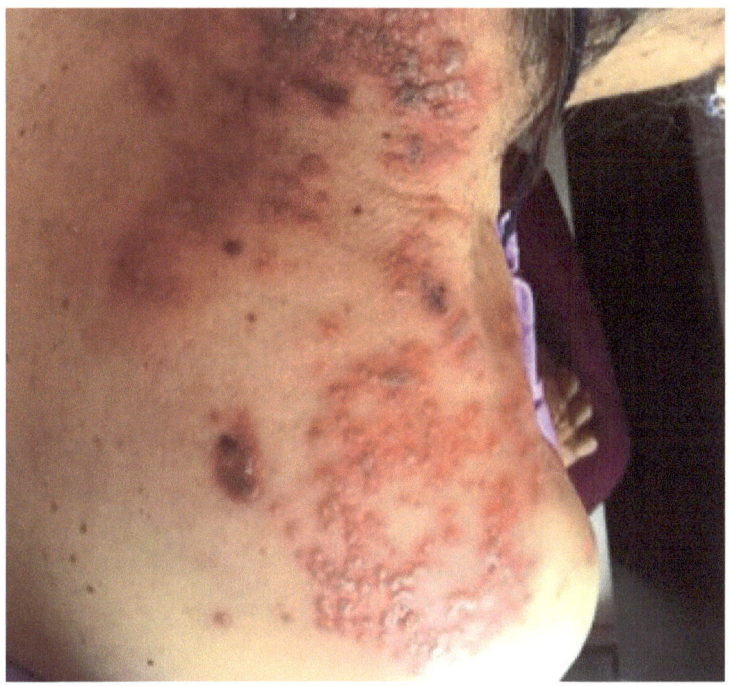

[Vanessa Armas]. (Ecuador, 2019). Herpes virus.

Paciente 43 años quien presenta reactivación de enfermedad, la paciente presenta cuadro de inmunosupresión tras ser VIH positiva, a este cuadro de reactivación se lo considera como **Herpes Zóster**

Diagnósticos Diferenciales
El diagnóstico diferencial de Herpes virus tipo 1, 2 y Herpes Zóster se lo puede realizar al diferenciar varias patologías, a continuación se detallarán las características de cada una de ellas y como diferenciarlas con diferentes patologías dermatológicas:

Tinea corporis. Característico de la presencia de placas y bordes escamosos que tienen la peculiaridad de encontrarse en región labial. (Long, Prober, Fischer, 2009)

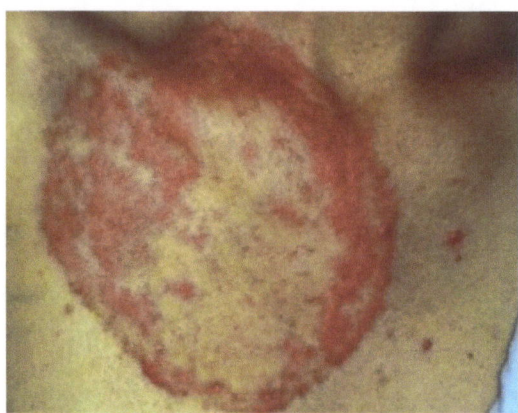

DermNet Nz. (2003). Tinea corporis [Figura]. Recuperado de: https://www.dermnetnz.org/topics/tinea-corporis/

Molusco contagioso. Patología que tendrá la presencia de pápulas que no se desarrollarán en zonas de mucosa y presentarán un centro de las mismas un surco. (Long, Prober, Fischer, 2009)

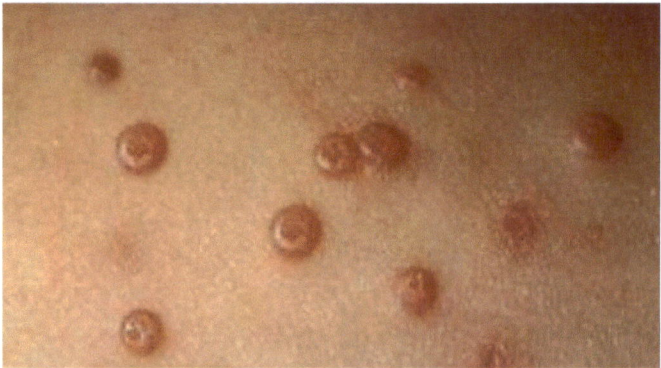

Notimex. (2018). Molusco contagioso, infección dermatológica frecuente en vacaciones [Figura]. Recuperado de: http://alornoticias.com.mx/el-pais/molusco-contagioso-infeccion-dermatologica-frecuente-en-vacaciones/

Dermatitis de contacto. Esta patología presentará pápulas que tendrán un cuadro de prurito en la zona de lesión, estas lesiones se encontrarán desarrollándose tras la presencia de un agente causal y de la misma manera desaparecerán tras frenar la exposición al mismo agente. (Long, Prober, Fischer, 2009)

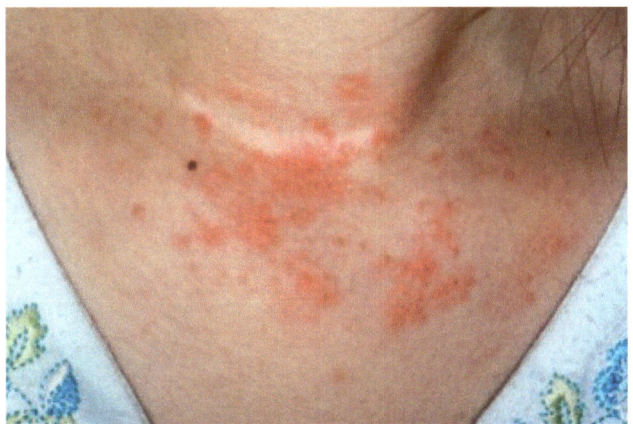

Pongdee, T. (2018). Dermatitis de contacto información general [Figura]. Recuperado de: https://www.aaaai.org/conditions-and-treatments/library/allergy-library/SP-contact-dermatitis

Aftas bucales. Son lesiones presentes en mucosa bucal que a diferencia del herpes virus no se encontrarán agrupadas, usualmente estas lesiones son producto de traumatismos. (Long, Prober, Fischer, 2009)

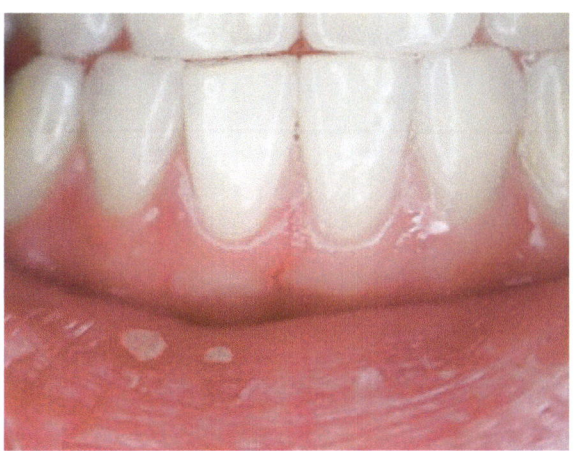

McIntyre, A. (2005). Remedios caseros para aftas bucales [Figura]. Recuperado de: **https://www.remedios-naturales.org/remedios-caseros-para-aftas-bucales/**

Candidiasis bucal. Característico de placas de color blanquecinas que pueden delimitarse en mucosa bucal y lengua y son ocasionadas por hongos. (Long, Prober, Fischer, 2009)

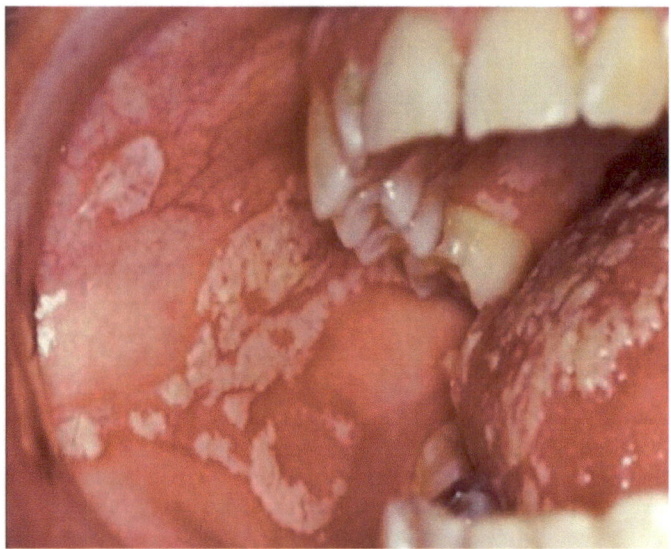

Blanco, N. (2018). ¿La candidiasis bucal es contagiosa?. [Figura]. Recuperado de: https://www.onsalus.com/la-candidiasis-bucal-es-contagiosa-21282.html

Mononucleosis infecciosa. Se evidencian regiones de material purulento en amígdalas más la presencia de adenopatías. (Long, Prober, Fischer, 2009)

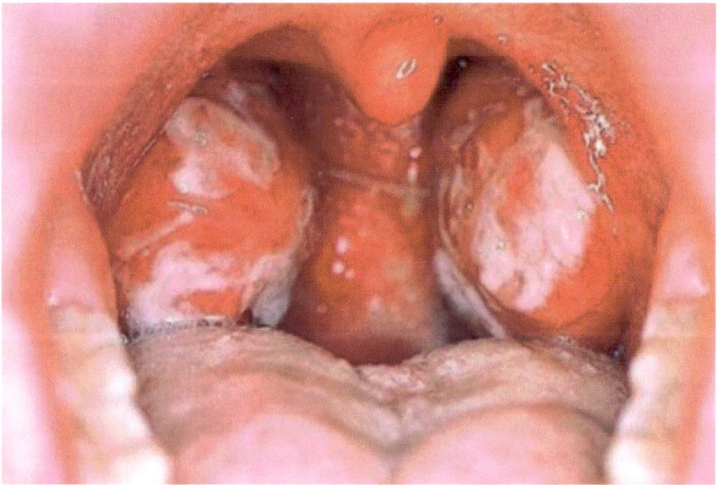

Da Silva, M. (2018). Mononucleosis infecciosa IgG positivo IgM negativo [Figura]. Recuperado de: https://www.segundomedico.com/mononucleosis-infecciosa-igg-positivo-igm-negativo/

Impétigo. Las lesiones de impétigo son características del acompañamiento de material amarillento, de mayor tamaño a diferencia del herpes virus y se desarrollarán en sitios aledaños a dermatomas. (Long, Prober, Fischer, 2009)

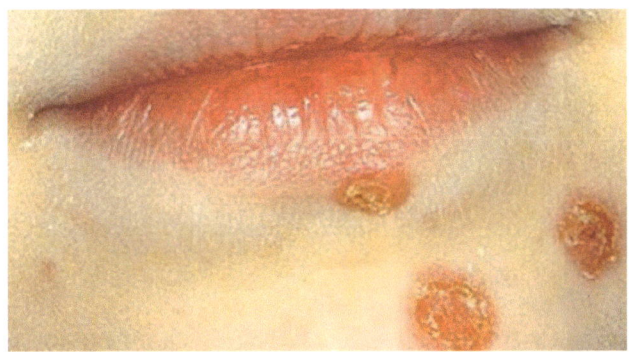

Mayo clinic M. (2019). Impétigo[Figura]. Recuperado de: https://www.mayoclinic.org/es-es/diseases-conditions/impetigo/symptoms-causes/syc-20352352

Foliculitis. Se considera a la presencia de sitios de inflamación en folículos pilosos.

Chancro blando: Determinado por la presencia de lesiones ulcerosas que son muy dolorosas y pueden cursar con el acompañamiento de adenopatías (Long, Prober, Fischer, 2009)

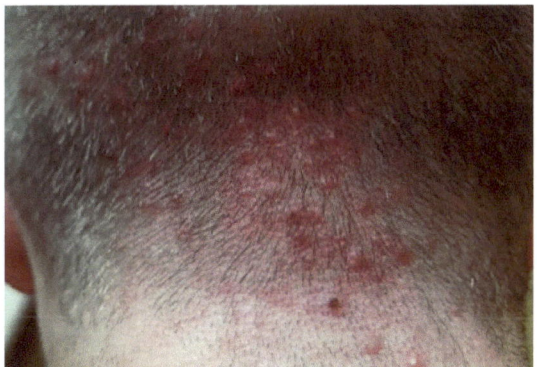

Somera, S. (2018). Foliculitis: causas, síntomas, tratamiento y complicaciones [Figura]. Recuperado de: **https://laguiadelasvitaminas.com/foliculitis/**

Chancro sifilítico Es muy característico de la patología encontrar una lesión solitaria la cual no va a producir dolor a la persona afectada (Long,

Prober, Fischer, 2009)

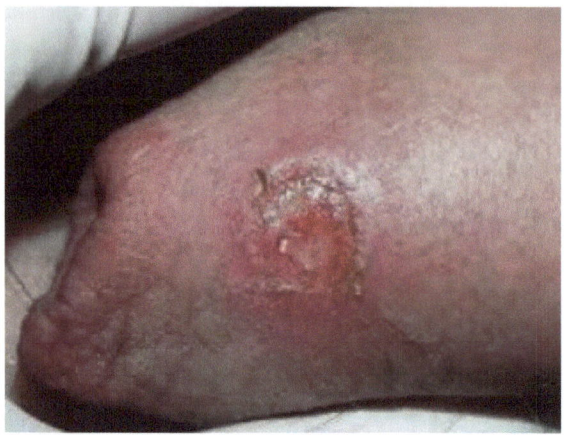

Infomed. (2016). Sífilis [Figura]. Recuperado de: https://temas.sld.cu/vihsida/2011/09/01/sifilis/

Pruebas de Laboratorio
Se pueden realizar varios tipos de pruebas para el diagnóstico de herpes virus pero algunas de ellas no son específicas ni sensibles para dicha enfermedad

Examen citológico: Que corresponderá a la observación por medio de un microscópico de las características celulares de la lesión. (Muñoz, Morillo, 2017)

Búsqueda de virus: Se lo realiza tras realizar un raspado en zona de lesión o absorción con hisopo para búsqueda de virus, utilizada para diagnóstico de varicela, en algunos casos se requiere retirar las zonas costrosas para realizar el raspado de la lesión (Muñoz, Morillo, 2017)

Antígenos virales. Detección de antígenos en muestras que pueden obtenerse por el raspado de las lesiones y verificación de anticuerpos que se encuentren combatiendo la infección.

Se pueden realizar hasta cultivo pero dependerá de la fase en la cual se realice la toma de muestra y también se debe tomar en cuenta que este método requiere tiempo para reportar resultados. (Muñoz, Morillo, 2017) En pacientes quienes se encuentran inmunodeprimidos en varias ocasiones no se van a determinar la presencia de lesiones, de allí proviene la importancia de conocer otros métodos diagnósticos que nos lleven hacia un diagnóstico certero. (Muñoz, Morillo, 2017)

Tratamiento:
El tratamiento se lo realizará dependiente del cuadro clínico y del tipo de herpes al cual se encuentra expuesto una persona, dentro del tratamiento no farmacológico se aconseja a la persona tomar medidas de higiene en las que deberá: cortar sus uñas y mantener siempre sus manos limpias, no manipular las lesiones y reposo médico para evitar la propagación de la enfermedad. (Long, Prober, Fischer, 2009)

Se puede utilizar analgésicos para el manejo del dolor, entre los más conocidos ibuprofeno o paracetamol con las dosis respectivas para cada grupo de edad, además se pueden utilizar anestésicos locales en la región bucal para el alivio del dolor como una aplicación directa en zona de lesión mucosa como es la Lidocaina al 2% cada 3 horas (Long, Prober, Fischer, 2009)

Además se pueden utilizar antihistamínicos para el manejo del prurito de lesiones como son: Loratadina, cetirizina e hidroxicina, entre otros de igual manera en las dosis equivalentes para cada grupo de edad. (Long, Prober, Fischer, 2009)

Con respecto al uso de antiretrovirales el objetivo del tratamiento es disminuir la duración de los síntomas y presencia de lesiones, dentro de los antiretrovirales más usados son el aciclovir, valciclovir, famciclovir y penciclovir pero hay varias indicaciones en respecto al uso de dichos antiretrovirales ya que solo se utilizarán en paciente que se encuentren inmunocomprometidos, enfermedad recurrente, paciente mayores de 13 años, entre otros pues tras ser un proceso viral se habla de un cuadro de cese de sintomatología tras la producción de anticuerpos contra la enfermedad en el cuerpo y cese de la sintomatología. (Long, Prober,

Fischer, 2009)

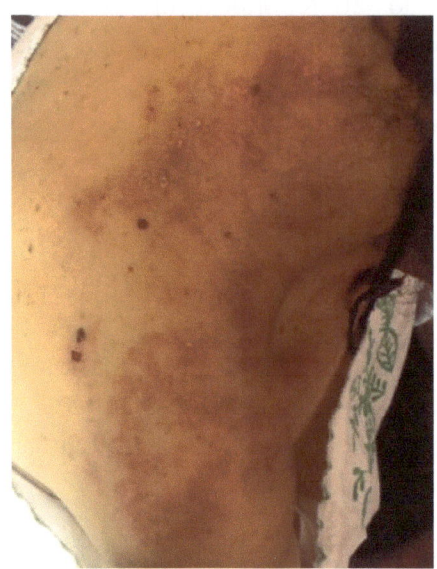

[Vanessa Armas]. (Ecuador, 2019). Herpes virus.

Aquí se presenta a la misma paciente de 43 años con cuadro de Herpes Zóster quien fue tratada con medicación antiretroviral y se realiza su control médico a la semana de comenzar con la terapia medicamentosa, como se puede evidenciar las vesículas han cedido y fase de cicatrización se encuentra presente, tras ser una paciente VIH: positiva se realizarán los controles con médico internista y controles mensuales en primer nivel de atención.

Complicaciones
Dentro de las complicaciones más usuales se encuentra el herpes ocular que se manifiesta como queratoconjuntivitis afectando la vascularidad de la córnea, con el transcurso de la sintomatología habrá una disminución de la agudeza visual, otra de las complicaciones es la encefalitis herpética que comprende sintomatología como desorientación, el paciente se encuentra letárgico o somnoliento, además presenta una disminución de la capacidad de atención, para su diagnóstico se requieren de estudios de líquido cefalorraquídeo e incluso el encefalograma con la finalidad de que se pueda frenar la necrosis o daño celular irreversible.

Herpes neonatal. Caracterizado por la transmisión de madre a hijo. Se asocia a lesiones cutáneas generalizadas, acompañadas de un cuadro de hepatitis y encefalitis. Como consecuencia del cuadro clínico el neonato puede presentar disminución en el crecimiento intrauterino e incluso madres quienes presentan la enfermedad pueden presentar abortos espontáneos. (Muñoz, Morillo, 2017)

La presencia de herpes virus tipo 2 actualmente se la relaciona con cáncer de cuello uterino ya que en dicha patología siempre se han encontrado niveles altos de anticuerpos contra dicho herpes, pero tan solo se la toma como una hipótesis ya que no ha sido corroborado del todo su incidencia en cuanto a desarrollar una enfermedad como cáncer. (Long, Prober, Fischer, 2009)

Incidencia en el Embarazo
En cuanto se habla de mujeres embarazadas se dirige más hacia un tratamiento y cuidado en El Herpes tipo 2 produce lesiones a nivel genital y se deberán tomar las medidas necesarias al momento del nacimiento ya que puede haber una transmisión directa en el canal del parto pudiéndose observar algún tipo de daño ocular, principalmente en la retina, lesión cerebral o presencia de úlceras cutáneas, por ende a este tipo de mujeres se les aconseja realizarse una cesárea antes de realizar un parto por la vía vaginal para evitar el contacto del neonato con la enfermedad, a pesar de que las mujeres quienes han contraído la enfermedad en un periodo anterior al embarazo van a presentar menor tendencia de contagio que las mujeres que adquirieron la enfermedad cursando junto con su embarazo. (Long, Prober, Fischer, 2009)

Si el neonato ha estado en contacto con herpes virus tipo 2 tras el canal del parto se habla de herpes neonatal y deberán tomarse todas las medidas y atención necesaria para evitar algún tipo de discapacidad o retraso en el desarrollo psicomotriz. (Long, Prober, Fischer, 2009)

Prevención y Seguimiento
Dentro de los mecanismos de protección de la enfermedad, uno de los

puntos clave para Varicela es el uso de la vacuna, el esquema de vacunación completo para los niños cumple un gran factor de prevención de futuros brotes, la inmunización se realizará en niños de 12 a 18 meses de edad hasta los 13 años de edad. (Muñoz, Morillo, 2017)

Como se había mencionado con anterioridad el virus permanece en el cuerpo en un periodo latente en el que tras periodos de trauma físico, estrés, inmunosupresión podrán volver a presentarse con la sintomatología y se deberá administrar el tratamiento indicado dependiente del tipo de herpes virus, más aún en paciente quienes se encuentre inmunocomprometidos. (Muñoz, Morillo, 2017)

BIBLIOGRAFÍA

1. Ministerio de sanidad y consumo de Madrid. (2005). *Infecciones víricas Dermatológica.* Madrid, España: Dr. Alberto López Rocha, Dr. Fernando Sabio Reyes, Dr. Rafael Sánchez Camacho.
2. Asociación Española de Pediatría de atención primaria. (2017). *INFECCIONES POR VIRUS HERPES SIMPLE. Grupo de patologías infecciosas.* Madrid, España: Munoz Hiraldo E., Morillo Gutierrez B.
3. Epidemiology, clinical manifestations, and diagnosis of genital herpes simplex virus infection - UpToDate [Internet]. [citado 29 de agosto de 2017]. Disponible en: https://www.uptodate.com.mergullador.sergas.es/contents/epidemiologyclinical- manifestations-and-diagnosis-of-genital-herpes-simplex-virusinfection?source=search_result&search=herpes%20genital%20herp%C3%A9tica&selectedTitle=2~122
4. Long SS, Prober CG, Fischer M. 204: Herpes Simplex Virus. En: Principles and Practice of Pediatric Infectious Diseases. 5.a ed. Elsevier; 2009. p. 1026-1035.

8. CHARCROIDE
MD. Rashell Díaz

También es conocido como chancro blanco, ulcus molle, se trata de una enfermedad de trasmisión sexual en la que la infección va afectar a la piel o las mucosas de la zona genital y anogenital. Su incidencia es de 6 a 7 millones de casos al año alrededor de todo el mundo, este llego a tener una gran importancia ya que juega un papel fundamental en la trasmisión del virus de la inmunodeficiencia humana (VIH). (SEIMC, 2017)

Se considera como una de las cinco enfermedades de transmisión sexual (ETS) clásicas junto con la gonorrea, linfogranuloma venéreo y granuloma inguinal o donovanosis. Se la consideró como una entidad endémica hasta el siglo XX, es catalogada como una enfermedad en la que su distribución es mundial, en la actualidad esta considerablemente extendida en África subsahariana, sudeste asiático y países caribeños donde es el agente causal del 23 a 56% de las úlceras en la zona genital, habiendo una probable vulnerabilidad en la raza negra. (SEIMC, 2017)

Es importante tener en conocimiento que la tasa de trasmisión de esta enfermedad por actividad sexual es alta, es por ello que la probabilidad de trasmisión del chancroide de un paciente que está infectado a otro en tan solo un contacto sexual va a ser del 0.35 por ciento, este agente patógeno va a afectar a los humanos con un factor predominante en personas heterosexuales, con una razón de hombre y mujer de 3:1 en lo que son zonas endémicas y de un 25:1 lo que son en ciudades en desarrollo. Siete veces más en los hombres que en mujeres, y sobre todo es más común el contagio en los varones sin circuncisión o en personas que llevan una vida sexualmente activa, muchas de estas personas no acostumbran a utilizar métodos anticonceptivos de barrera como es el preservativo y no practican hábitos adecuados de higiene personal, así también hay más probabilidad que las bacterias invadan genitales cuando hay un punto de una lesión preexistente como una cortadura o raspasura pequeña. (SEIMC, 2017)

El chancro blando fue diferenciado como primera vez en el año de 1889 en el país de Francia, fue descubierto y además descrito por un importante bacteriólogo que formaba parte de la Universidad de Nápoles, llamado A. Ducrey, posterior a obtener el agente etiológico a partir de lesiones ulcerativa de 3 enfermos, estas muestras las inoculó sucesivamente en el antebrazo de los mismos pacientes enfermos hasta llegar a obtener 15 generaciones, posterior a esta obtención se pudo describir a este microorganismo por su forma de bastón corto con medidas de 1,5 por 0,5 um, de extremos redondeados e identaciones laterales, luego de unos años varios científicos confirmaron su descripción posterior a la realización sucesiva de inoculaciones en diferentes enfermos con la misma descripción de úlceras, encontrando el mismo tipo de microorganismo, (Dermatol Rev Mex. 2014)

Definición.
La podemos definir como una enfermedad bacteriana aguda que va a ser trasmitida únicamente por contacto sexual, la cual, va a estar limitada exclusivamente a los genitales, causada por un microorganismo llamado Haemophilus ducreyi, pequeño, la que de acuerdo a su clasificación bacteriana se la distingue como un estreptobacilo, en forma de bastoncillo con extremos redondeados, anaerobio facultativo gramnegativo. (Dermatol Rev Mex. 2014)

El periodo de incubación viene a ser entre 4 a 10 días, cuando se presenta posterior a este periodo puede llegar aparecer un chancro doloroso de base no indurada que inicia como una pápula que se llega a ulcerar rápidamente, además se autoinocula con facilidad por que produce lesiones múltiples e importantes. (Dermatol Rev Mex. 2014)

Relación del Chancro Blando con otras enfermedades de Transmisión Sexual
Algo importante sobre esta enfermedad y a la vez preocupante es que está asociada con otras enfermedades de trasmisión sexual y entre ellas una de gran importancia como es el virus de la inmunodeficiencia humana (VIH) que la que ha generado interés en todo el mundo. (OMC, 2011)
Las úlceras chancroides son lesiones que modifican la integridad de la mucosa por lo que crean una portal de entrada donde el virus de la inmunodeficiencia humana aprovecha para ingresar activándole al microorganismo H. ducreyi provocando que incremente la presencia y

estimulación de células susceptibles al virus del VIH dentro de lo que conforma el aparato genital, además se observa un incremento en la expresión de ciertos receptores (CCR-5) sobre los macrófagos que se encargan normalmente de proteger a un cuerpo de organismo extraños, dando como resultado una mayor susceptibilidad paso a la invasión de virus del VIH habiendo así una replicación viral de este. (OMC, 2011)

Por lo tanto se van a presentar efectos importantes del virus del VIH en el chancroide como es la extensión del tiempo de incubación de la bacteria lo que facilita que esta enfermedad se aproveche y ocasione lesiones ulcerativas sumamente importantes tanto en su tamaño, ya que, se forman úlceras gigantes, en su persistencia, profundidad y penetración de cada lesión, lo que provoca que tanto el manejo como tratamiento sea de mayor complejidad por lo que generalmente en estos casos fracasa. (OMC, 2011)

Diagnóstico Clínico.
El chancroide tiene un periodo de evolución conocido como periodo de incubación comprendido entre tres a tiene días, esta lesión empieza como una pápula que es un tipo de lesión en piel menor a 1 centímetro elevada y circunscrita sobre el nivel de la piel con bordes que se ven definidos e inicialmente contenido sólido la cual va a ser eritematosa que dentro de un periodo de 24 a 48 horas se desarrolla gradualmente hacia una lesión ulcerada. (Dermatol Rev Mex. 2014)

La ulcera formada puede ser única o múltiple, aunque existe una frecuencia mayor de úlceras múltiples, mientras se encuentre dentro del período de incubación esta no va a ser indurada, puede presentar un diámetro de 1mm hasta 2cm, redondeada pero con bordes irregulares, con un exudado que es un líquido que se filtra desde los vasos sanguíneos hacia el tejido superficial de color amarillento – grisáceo y también va a presentar un tejido como base que sangra al mínimo contacto o roce. (Dermatol Rev Mex. 2014)

Las lesiones de este tipo de enfermedad de transmisión sexual, cuando son sintomáticas suelen ser muy dolorosas, en cambio cuando estas son asintomáticas pueden llegar a pasar de desapercibidas a tal punto que llegan a dar síntomas atípicos como por ejemplo dolor al realizar la deposición, leucorrea vaginal, sangrado rectal o dispareunia. (SEIMC, 2017)

En cuanto a la localización hay una mayor frecuencia en lugares donde hay mayor fricción. Lugares de afectación en los hombres.- con mayor frecuencia afecta al frenillo en la que en ocasiones se forma un edema, frenillo y glande, en cambio con una menor frecuencia se va a encontrar en la zona del ano, en el cuerpo del pene, región intrauretral y meato uretral donde puede acompañarse de la presencia de una uretritis purulenta. (SEIMC, 2017)

Lugares de afectación en las mujeres.- con mayor frecuencia van a estar localizadas a nivel de labios menores y mayores de la vagina, en la conocida horquilla vulvar, clítoris y vestíbulo, con una menor frecuencia se ha observado lesiones ulcerativas vaginales, perianales, cervicales. (OMC, 2011)

Tanto en hombres como en mujeres Han existido ocasiones en las que estas lesiones son extragenitales, es decir localizadas en lugares aislados de la región genital como es la mucosa oral, extremidades a nivel de los dedos de las manos, muslos y mamas. (Dermatol Rev Mex. 2014)

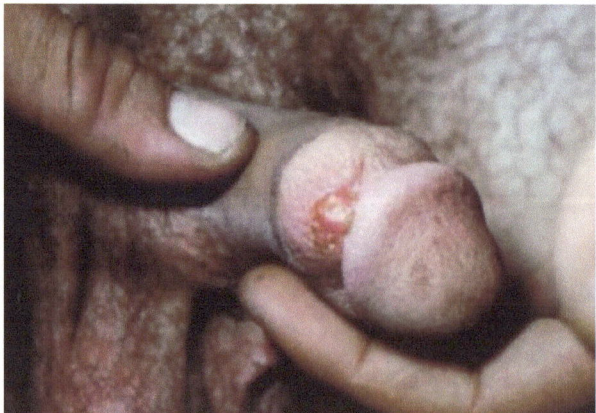

Figura 1. En esta imagen podemos observar una lesión tipo úlcera localizada a nivel del surco balano prepucial. (Zaballos Diego P. 2002)

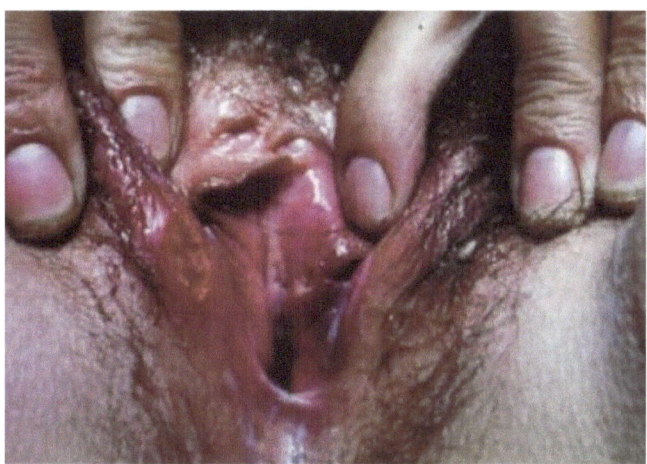

Figura2. Esta imagen nos muestra varias lesiones ulcerosas ubicadas simétricamente las cuales son conocidas como úlceras en beso. (Zaballos Diego P. 2002)

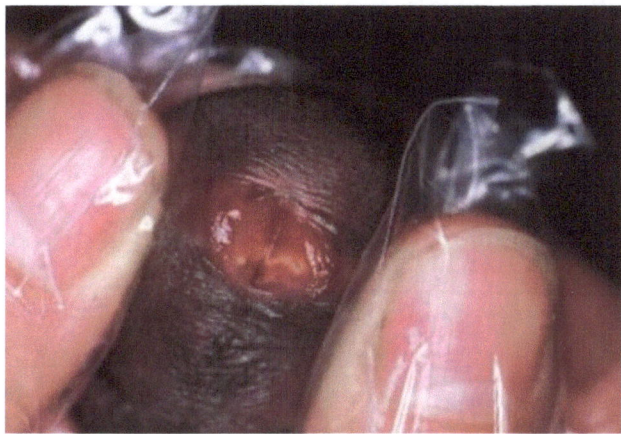

Figura 3. Podemos ver en esta imagen claramente un exudado de úlcera chancroide a nivel del meato uretral. (Zaballos Diego P. 2002)

Ahora, para tener una visión más clara y reconocer el tipo de lesión en este tipo de enfermedades de transmisión sexual es necesario hacer la siguiente pregunta. ¿Cuáles son las características clásicas de una úlcera del Chancroide? Estas puede estar solitarias es decir ser única o, a menudo, múltiple. El tamaño oscila entre: 1mm-2cm. De aspecto blando, no indurada. Sus bordes socavados. Base con tejido exudativo purulento o en ocasiones necrótico. Existe un sangrado al mínimo roce. Lesiones dolorosas sobre todo en pacientes de sexo masculino. (Dermatol Rev Mex.

2014).

Entonces podríamos decir que la precisión del diagnóstico de esta enfermedad es básicamente clínico, pero el diagnostico puede ser confirmado posteriormente mediante pruebas de laboratorio, este examen se basa en la obtención de material de la adenopatía inguinal la que se hace mediante la ayuda de un hisopo de algodón recogiendo secreción purulenta del tejido más penetrante de la lesión y el aislamiento de esta muestra en la que se busca la presencia de microrganismos Haemophilus ducreyi. (OMC, 2011)

La visión de la muestra obtenida se la realiza mediante un microscopio óptico ayudado de una tinción con Gram o Giemsa que es un material especial que ayuda a mostrar la existencia de hallazgos que describen a este tipo de microorganismos. El cultivo del Haemophilus ducreyi ha sido apreciado como la prueba oro para evaluar diferentes métodos diagnósticos. (CPC, 2017)

Diagnósticos Diferenciales.
Debemos tomar en cuenta que el Chancroide se encuentra dentro del grupo de enfermedades de transmisión sexual tipo ulcerosas, por lo que es necesario realizar el diagnóstico diferencial con otro tipo de afecciones relacionadas con este tipo de úlceras de origen tanto infeccioso como no infeccioso, a continuación se detallaran las características de cada una y como poder diferenciarlas de las diferentes patologías dermatológicas tipo ulcerosas. (Dermatol Rev Mex. 2014)

Chancro sifilítico: Treponema pallidum, presenta un periodo de incubación más extenso, entre 9-90 días, esta lesión en cambio es una erosión indurada la cual no va a tener síntomas de dolor pero si va a ser limpia en algunas ocasiones, es una adenopatía en la que las lesiones van a ser múltiples, firmes y sin presencia de exudado supurativo, su diagnóstico es mediante microscopio oscuro, serología y PCR. (Dermatol Rev Mex. 2014)

Herpes simple: VHS 2 Y 1, con un periodo de incubación entre 3 a 10 días, en la lesión genital se observan vesículas o erosiones múltiples y agrupadas las cuales van a estar sobre una base eritematosa, presentan síntomas dolorosos, van a ser recidivantes, este tipo de adenopatías son bilaterales, para su diagnóstico por medio de cultivo viral, PCR, serología, prueba llamada Tzanck, también se puede realizar una biopsia. (Dermatol Rev Mex. 2014)

Linfogranuloma venéreo: Chlamydia trachomatis, el periodo de incubación de este corresponde entre 3 y 30 días, estas lesiones son micropápulas o pústulas o erosión única que a menudo es desapercibida, esta adenopatía se forma sólo si hay sobreinfección secundaria y su diagnóstico se ayuda mediante visión directa por Giemsa, cuerpos de Donovan. (Dermatol Rev Mex. 2014)

Granuloma inguinal: Calymmatobacterium granulomatis, presenta un periodo de incubación de 8 días a 12 semanas, las características de estas lesiones son pápulas o nódulos confluentes los cuales son posteriormente ulcerados o formando lesiones no dolorosas y vegetantes, la adenopatía solo si existe una sobreinfección y su diagnóstico por medio de Giemsa visión directa y los cuerpos de Donovan. (Dermatol Rev Mex. 2014)

Pruebas de Laboratorio.
Se han realizado una gran cantidad de intentos para realizar pruebas serológicas que ayuden a confirmar el diagnóstico de este tipo de enfermedad de transmisión sexual, que han demostrado ser útiles pero sin ser posible la comparación con otras ya existentes por lo que se han considerado la detección mediante microscopia óptica, como antes descrita con ayuda tinciones como es Gram o Giemsa se logra observar características del H. ducreyi, como también mediante la realización de un cultivo, reacción en cadena de la polimerasa (PCR) y por último, por medio de la inmunofluorescencia (IF).

Tratamiento.
Una vez diagnosticado el tipo de ETS (Enfermedad de transmisión sexual) y a la vez confirmado, el tratamiento debe iniciarse de manera urgente,

este tratamiento posterior a la realización de diversos estudios a los largo del tiempo se dice que erradica completamente el germen y consigue la curación de este tipo de lesiones y además evita la transmisión a parejas sexuales. (OMC, 2011), (Dermatol Rev Mex. 2014).

Hay que tomar muy en cuenta que durante el tratamiento se recomienda la abstinencia sexual hasta que la pareja haya completado e tratamiento.

Se recomiendan dos tipos de esquemas antibióticos como pautas de elección.

Primero.- considerado como el de primera línea que corresponde a Ceftriaxona de 250 miligramos, la vía de administración es intramuscular, colocada en los glúteos en una sola dosis, el otro antibiótico utilizado es la Azitromicina de 1 gramo, ésta en cambio es administrada vía oral en una sola dosis, es decir ambos medicamentos de primera línea son monodosis. (OMC, 2011), (Dermatol Rev Mex. 2014).

Segundo.- considerado como el de segunda línea, corresponde a Ciprofloxacino de 500 miligramos, administrada vía oral, dos veces al día es decir cada 12 horas durante 3 días. También se recomienda el uso de Eritromicina de 500 miligramos, administrada vía oral, cuatro veces al día, es decir que la toma de cada tableta va a ser cada 6 horas por un periodo de 7 días. (OMC, 2011), (Dermatol Rev Mex. 2014).

La ventaja del tratamiento de primera línea, en el caso de la Azitromicina y la Ceftriaxona es que son dosis única, además de su costo inferior y buen apego por parte de las personas que cursan con esta enfermedad. (OMC, 2011), (Dermatol Rev Mex. 2014).

Es importante que en los pacientes que se ha dado tratamiento para chancroide haya un posterior seguimiento para confirmar que las lesiones hayan sido superadas. (OMC, 2011), (Dermatol Rev Mex. 2014).

Complicaciones.
Como se mencionó anteriormente en condiciones adecuadas normales este

tipo de lesión ulcerativa evoluciona con un tratamiento oportuno entre 4 a 6 semanas, pero existen circunstancias en las que puede producirse una sobreinfección de la lesión, cuando se presentan estos casos pueden dar lugar a úlceras profundas que van a ser aún más dolorosas que inclusive pueden llegar a ser gangrenosas produciéndose de esta manera una extensión de la infección hacia tejidos más profundos, a tal punto que pueden destruir los genitales externos. Dentro de las complicaciones está la formación de fístulas uretrales que pueden llegar a comprometer de tal manera el tejido a tal punto de requerir una intervención quirúrgica, otra es cicatrices a nivel del prepucio en los hombres que no han sido realizados la circuncisión, pueden también ser úlceras persistentes que duran hasta meses en recuperarse. (Dermatol Rev Mex. 2014)

Infección en el Embarazo.
Se le considera como una de las enfermedades transmitidas sexualmente más frecuentes que requieren de tratamiento oportuno para evitar que se produzca un contagio en el momento del parto hacia el recién nacido. (SEIMC, 2017)

Afortunadamente este microorganismo no ataca al bebe durante el periodo de gestación, como se mencionó el único momento en el que se puede producir el contagio es en el momento del parto al ponerse en contacto con este tipo de lesiones. (SEIMC, 2017)

El diagnóstico durante la etapa de gestación se realiza de la misma manera y métodos que en la mujeres no embarazadas y existe una buena evolución mientras más pronto y oportuno sea el tratamiento hay una mejor evolución y menor probabilidad de contagio. (SEIMC, 2017)

Prevención y Seguimiento.
Una de las medidas preventivas más importantes que ayudan a recudir el riesgo de contagio son los comportamientos sexuales seguros, es decir, por un lado, el más adecuado y seguro es el uso correcto de métodos de barrera como es el preservativo sea femenino o masculino, y por otro lado, una reducción en la cantidad de compañeros sexuales así como también

medidas adecuadas saludables y sanitarias en cuanto a la higiene personal, por ejemplo un aseo inmediato posterior a la relaciones sexuales y además se puede instaurar educación sanitaria que sea dirigida exclusivamente a los profesionales del sexo y sus clientes. (Dermatol Rev Mex. 2014)

BIBLIOGRAFÍA

1. Grupo de estudio del SIDA – SEIMC. (2017). *Consenso sobre Diagnóstico y Tratamiento de las Enfermedades de Transmisión Sexual en adultos, niños y adolescentes.* Madrid, España: Dr. José Luis Blanco, José Ramón Blanco, Dr. Xavier Camino, Dra. Adria Curran, Dr. Angel Merchante, Dra, Asunción Díaz, Dra. Clotilde Fernández, Dra. Leire Gil. Dra. Carmen Hidalgo, Dr. Fernando Vásquez. Recuperado de http://gesida-seimc.org/wp-content/uploads/2017/06/Documento_de_consenso_sobre_diagnostico_y_tratamiento_de_las_infecciones_de_transmision_sexual_en_adultos_02.pdf
2. Organización Médica Colegial. (2011). *Guía de la Buena Práctica Clínica en Enfermedades de Transmisión Sexual.* Madrid. España. Dr. José Rodríguez, Dra. Asunción Díaz, Dra. Angeles Herrera, Dra. Lola Sánchez, Dr. Esteban Sanmartín. 1.a ed. International Marketing Communication. S. A; 2011. Recuperado de https://www.cgcom.es/sites/default/files/gbpc_infecciones_transmision_sexual.pdf
3. Dermatol Rev Mex. (2014). *Chancroide (enfermedad de Ducrey).* México. Karla Moreno Vázquez. Rosa María Ponce Olivera. Tom Ubbelohde Henningsen. Recuperado de https://www.medigraphic.com/pdfs/derrevmex/rmd-2014/rmd141e.pdf
4. Centro de Prevención y Control de las ETS. CAP. (2002;17). *El Chancroide.* Pedro Zaballos Diego. Mariano Ara Martín. Benicio Sanz Colomo.

9. MOLUSCO CONTAGIOSO
MD. Teresa Salas

El Molusco Contagioso es un virus ADN de gran tamaño, ampliamente distribuído que replica en el citoplasma de la célula infectada. Es un miembro de la familia Poxviridae, género Molluscipoxvirus. El nombre de la familia Poxviridae deriva de "pox" que significa pústula (Larrelde, 2014, párr. 3).

Los poxvirus son causantes de infecciones generalizadas, así como también localizadas en un amplio espectro de organismos. En humanos, el virus de la Viruela o smallpox es el virus mejor conocido y estudiado. A diferencia de los herpesvirus y los papillomavirus, no hay evidencia de que los poxvirus desarrollen latencia (Larrelde, 2014, párr. 4).

A pesar de que el virus del molusco contagioso, no produce latencia, este puede ser difícil de erradicar, especialmente en algunos pacientes con patrones de disrregulación de la respuesta inmune como los que presentan dermatitis atópica o los infectados por HIV-1 (Larrelde, 2014, párr. 5).

El virus del molusco contagioso (MCV) actualmente debido a la erradicación de la viruela, es el principal poxvirus causante de enfermedad en humanos (Larrelde, 2014, párr. 3).

El molusco contagioso es común en niños de edad escolar y pacientes inmunocomprometidos, aunque recientemente se ha incrementado su aparición en la población sexualmente activa. El molusco contagioso afecta poblaciones de todo el mundo y también ha sido observado en otras especies como los primates y canguros (Román, 2011, p. 32).

Este virus produce una erupción papular benigna autolimitada que se manifiesta en forma de pápulas múltiples umbilicadas. Esta enfermedad viral común se limita a las membranas superficiales y mucosas (Pimentel, Peramiquel, Puig, 2004, p. 72).

Su incidencia ha aumentado en las últimas décadas (un 2-10% en la población general, que puede llegar a un 20% en la infancia). Es una causa frecuente en la consulta de pediatría de atención primaria y en las consultas externas de dermatología (Monteagudo, et al., 2010, p. 91).

La infección es transmitida por contacto físico, fomites, o autoinoculación. Actualmente es considerada una ETS (enfermedad de transmisión sexual), especialmente en los jóvenes y en general en la población sexualmente activa. Aunque es muy raro, también se puede transmitir en forma vertical (Román, 2011, p.32).

Como se ha señalado, la infección se produce por el contacto con personas infectadas, fomites o por autoinoculación, diseminándose localmente por extensión del virus de las lesiones hacia áreas adyacentes de la piel. [3](Pimentel, et al., 2004, p. 72).

Los estudios epidemiológicos realizados sugieren que la transmisión podría estar relacionada con factores tales como la humedad, el calor y la falta de higiene. La enfermedad es rara en menores de 1 año, debido quizá a la inmunidad transmitida por la madre y al largo período de incubación. En climas calurosos en los que el contacto con otros niños es estrecho y la higiene personal más pobre, la propagación dentro de las guarderías no es infrecuente (con un pico máximo de incidencia entre los 2 y 4 años, según autores). En climas fríos en los que la propagación dentro de las guarderías es rara, las infecciones son más frecuentes en pacientes de más edad.[3](Pimentel, et al., 2004, p.73).

El baño público en piscinas ha sido relacionado con infecciones en la infancia, con un pico de incidencia entre los 8 y 12 años, según diferentes estudios. Un pico de incidencia más tardío en adultos jóvenes se atribuye a transmisión sexual, como sugiere la frecuente localización pubiana de las lesiones en estos casos. El tiempo medio de incubación varía entre dos y siete semanas, pudiendo extenderse hasta 6 meses.[3](Pimentel, et al., 2004, p. 73).

Clasificación

Tabla 1. Clasificación de acuerdo a la estructura del DNA

Clasificación	Virus molusco contagioso tipo 1	Virus molusco contagioso tipo 2
Prevalencia	Alta prevalencia	Prevalencia media (a excepción en pacientes infectados con virus VIH-1)
Grupos de edad	Niños	Adultos
Causas	Infección viral en la infancia	Asociado a enfermedades por transmisión sexual
Lugar de presentación	Lesiones genitales y extragenitales	Lesiones genitales y extragenitales

Adaptado de (Leyva-Satori, 2017, p 157) (Román, 2011, p32)

Diagnóstico clínico

Se presenta como pequeñas pápulas de 1-2 mm, del color de la piel y aspecto "perlado" y "brillante", en algunas ocasiones puede observarse eritema perilesional, y umbilicación central, especialmente cuando tienen mayor tamaño.2(Román, 2011, p.33).

Generalmente se observan menos de 20 lesiones en pacientes inmunocompetentes. Cuando las lesiones son presionadas se puede observar una sustancia blanco grisácea en el interior. Raramente se presentan en palmas, plantas o membranas mucosas. La mayoría de casos se presentan en niños y adultos jóvenes. Los lugares de predilección son las axilas, pliegues antecubitales, huecos poplíteos y muslos.1(Leyva-Satori, 2017, p. 157).

En los adultos la transmisión es por contacto sexual, por lo que las lesiones se presentan en el área genital, ingles, muslos y abdomen inferior. Los pacientes con dermatitis atópica presentan una erupción profusa y diseminada. El daño en la barrera cutánea y los cambios inmunológicos podrían explicar la alta prevalencia y el gran número de lesiones en este grupo de pacientes. En pacientes severamente inmunocomprometidos con infección por HIV, las lesiones por molusco contagioso son numerosas, diseminadas y muy grandes.1(Leyva-Satori, 2017, p. 157).

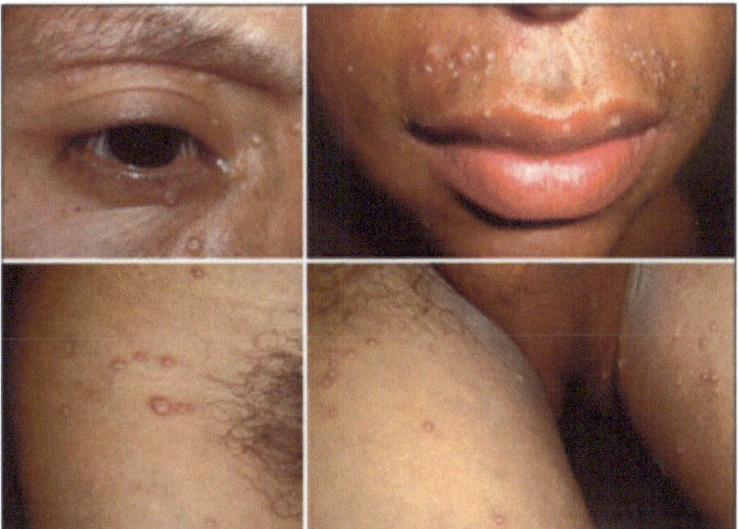

Figura 1. Diferentes áreas de localización de molusco contagioso. 6(Chang P. Lizama E, 2016)

La lesión del molusco empieza con una pequeña pápula que luego se agranda formando un nódulo coloreado perlado con un carácter opalescente. El nódulo, a menudo, tiene un hoyuelo o depresión central que le confiere un aspecto umbilicado blanco, ceroso.3(Pimentel, 2004, p. 73).

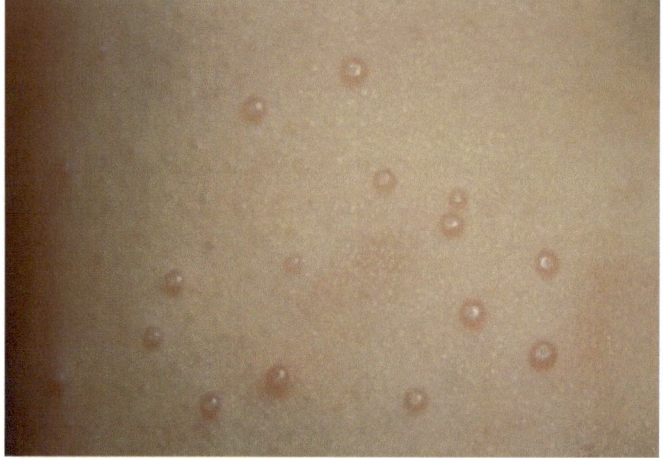

Figura 2. Molusco contagioso en región lumbar.[7](Sánchez, Covadonga, Pérez, Loureiro, 2014)

Diagnósticos diferenciales

Las lesiones de molusco contagioso deben diferenciarse de:

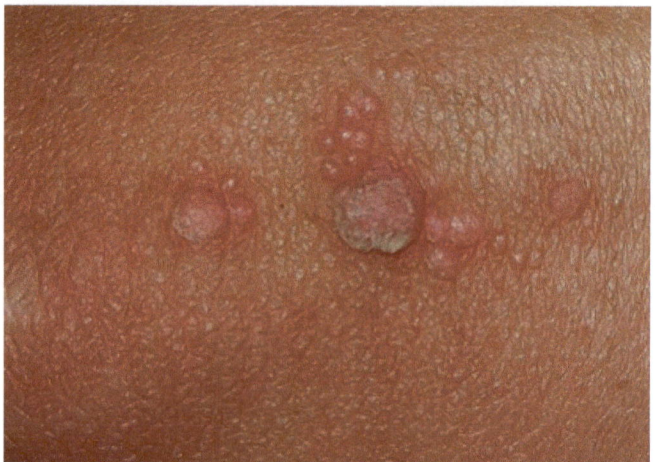

Figura 3. Verruga vulgar
Obtenido de: dermatoweb.net

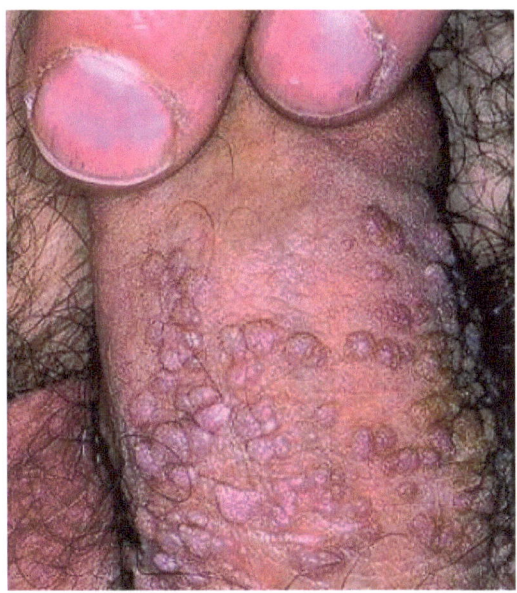

Figura 4. Condiloma acuminado Obtenido de Revenga, Rubio (2001)

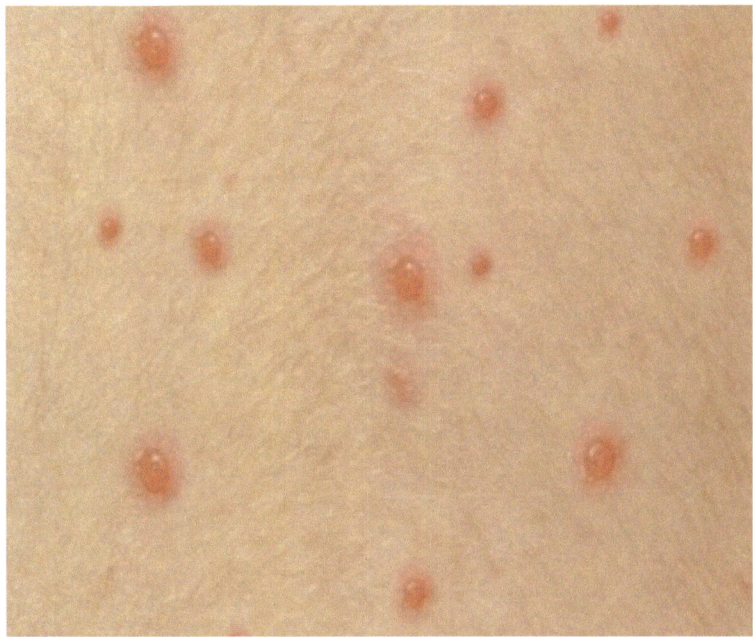

Figura 5. Varicela Obtenido de Cronista Digital, Reifler (2018)

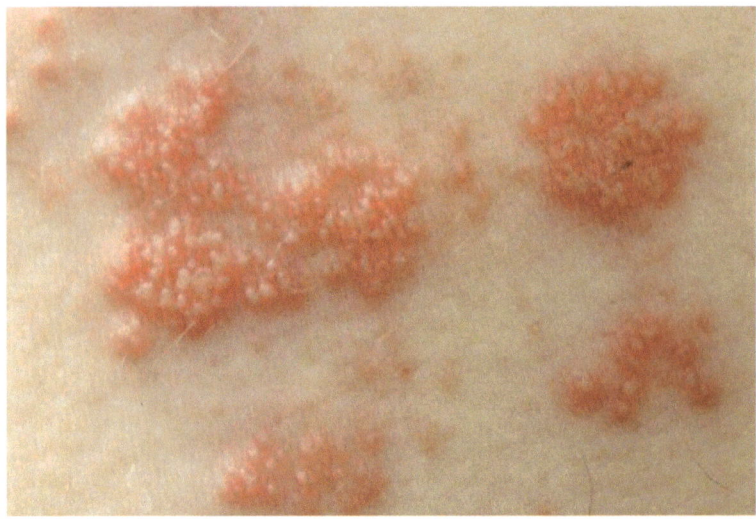

Figura 6. Herpes simple oral y genital Obtenido de Torres-Prado (2011)

Entre otros diagnósticos diferenciales tenemos a papilomas, epiteliomas, pioderma, criptococosis cutánea, quistes de inclusión epidérmicos, carcinoma basocelular, granuloma anular papular, queratoacantoma, liquen plano, siringomas y otros tumores anexiales (Pimentel, et al, 2004, p. 74).

Pruebas de laboratorio
El diagnóstico de Molusco Contagioso se basa en la observación clínica de las lesiones, las típicas pápulas umbilicadas. El uso del dermatoscopio puede ayudar a visualizar mejor las vesículas y orificios característicos, contribuyendo al diagnóstico. En los casos en los que la manifestación clínica es atípica se puede requerir del estudio de Dermatopatología de las lesiones (Leyva-Satori, 2017, p. 157).

La citología puede ayudar en casos de duda diagnostica, en ella se encuentra la presencia del cuerpo del molusco, conocido como cuerpo de Henderson-Paterson, y observan como cuerpos grandes, basofílicos, ovoidales, anucleados con una apariencia vítrea homogénea y con cuerpos de inclusión que derivan de la replicación viral que toma lugar en el citoplasma que los contiene (Román, 2011, p.33).

Histológicamente se observa una invaginación de la epidermis hacia la dermis, y muchas células epidérmicas contienen inclusiones intra citoplasmáticas grandes, redondos y homogéneos, en forma de lóbulos múltiples y compactos, estos corresponden al cuerpo del molusco. 2(Román, 2011, p.33).

Tratamiento
Existen diferentes modalidades de tratamiento que enumeraremos a continuación, pero es el médico tratante quien debe elegir la adecuada para cada paciente dependiendo del caso clínico, la edad del paciente, la localización de las lesiones y el método con el que cada médico esté familiarizado o el que el paciente pueda aplicar en su casa.2(Román, 2011, p. 33).

Terapia destructora de lesiones
Según Dra. Román (2011) en este apartado cabe hablar de curetaje, la criocirugía, la extrusión, la electrodesecación, la aplicación de, podofilina, podofilotoxina o hidróxido de potasio, láser de colorante pulsado.

Curetaje
Es el tratamiento más antiguo. Consiste en la extirpación de la lesión mediante el curetaje de la base de la pápula. Puede usarse con y sin electro desecación o empleo de estípticos. Puede resultar doloroso, y se recomienda la aplicación a las lesiones de una crema anestésica tópica antes del procedimiento para disminuir en cierta medida el dolor (aunque el principal inconveniente del método es la ansiedad que produce la manipulación y el sangrado en el paciente, sus padres o cuidadores si se trata de un niño, así como en el personal sanitario). Este método tiene la ventaja de proporcionar una muestra del tejido para confirmar el diagnóstico.

Criocirugía
Consiste en la congelación de la cúpula de las lesiones con spray de nitrógeno líquido durante unos segundos. Habitualmente se asocia con escaso dolor. Esta técnica debe conseguir una congelación rápida y

descongelación lenta en dos ciclos para la destrucción de las lesiones, evitando contactar con la zona circundante. Es una forma de tratamiento común, rápida y eficaz. Tiene el inconveniente de que se necesitan varias sesiones (con un intervalo de 2 a 3 semanas) para su resolución. Con frecuencia da lugar a hiper o hipopigmentación residuales y puede dejar cicatrices.

Extrusión
Es un método fácil para eliminar las lesiones, extrayendo su contenido con una pinza, una aguja, una hoja de bisturí, una lanceta, un palillo o cualquier otro instrumento capaz de incidir el centro umbilicado y permitir la expulsión de su contenido. Debido a su simplicidad, este método puede enseñarse a pacientes, padres y cuidadores para tratar las nuevas lesiones. Sus inconvenientes radican en que no es tolerado por los niños pequeños y si se realiza de forma inadecuada, el problema puede complicarse con sobreinfecciones añadidas.

Electrodesecación
Indicada en lesiones refractarias al tratamiento, asociada al curetaje. Consiste en la electrofulguración con bisturí eléctrico. Requiere anestesia local y a veces incluso se debe considerar la anestesia general, por lo que habitualmente no se indica en niños.

Podofilina y podofilotoxina
En suspensión al 25% en tintura de benjuí o alcohol para ser aplicada una vez por semana. Este tratamiento requiere algunas precauciones. Algunos de los efectos colaterales que puede causar incluyen el daño erosivo severo en la piel normal adyacente, marcando con cicatrices. Además, puede tener efectos sistémicos como la neuropatía periférica, daño renal, íleon adinámico, leucopenia y trombocitopenia, sobre todo si se usa en las superficies mucosas.

La podofilotoxina es una alternativa más segura al podofilino y puede ser usada por el paciente en su casa. Están contraindicadas absolutamente en el embarazo.

Hidróxido de potasio

Una buena opción de tratamiento de primera línea es la aplicación de solución acuosa de hidróxido de potasio (KOH) al 10%, que se aplica tópicamente dos veces al día en todas las lesiones con un palillo (no una torunda).

Láser de colorante pulsado (585nm)

El mecanismo de acción del láser de 585 nm es la fotodermólisis. Dependiendo del tamaño de las lesiones, se pueden utilizar diferentes intensidades. Se realiza en una sesión. Las lesiones suelen desaparecer entre 2 semanas y 3 meses después del tratamiento. Es un método habitualmente no doloroso, bien tolerado por los pacientes y no suele dejar cicatriz ni producir sangrado.

Terapias inductoras de respuesta inmune.

Según Dra. Román (2011) manifiesta:

Imiquimod

Se trata de un modificador de la respuesta inmunitaria. Actúa eliminando la infección viral. Se necesita un tiempo largo de tratamiento para que sea eficaz clínicamente, en torno a 10 semanas de promedio. La respuesta inflamatoria previa a la desaparición de las lesiones y la baja tasa de recidiva sugieren que interviene la estimulación de una respuesta inmunitaria mediada por células específicas para verrugas o molusco.

Complicaciones

Se debe valorar las complicaciones potenciales del tratamiento de las lesiones de Molusco Contagioso, sobre todo aquellas ocasionadas por tratamientos ablativos como dolor, ardor, hiperpigmentación, hipopigmentación y cicatrices. Las complicaciones que se pueden presentar en lesiones no tratadas incluyen inflamación, prurito, infección bacteriana secundaria. En el tratamiento de las lesiones se dispone de métodos ablativos físicos, agentes químicos, inmunomoduladores y antivirales sistémicos.1(Leyva-Satori, 2017, p 159)

Infección en el embarazo

Según Gema Mira-Perceval (2016), hace referencia a un caso que corresponde a un lactante de tres meses, con las características pápulas umbilicadas del molusco contagioso en cuero cabelludo. Destacaba el antecedente materno de lesiones de molusco contagioso en región perineal, que fueron extirpadas semanas previas al embarazo. En el momento del parto, que fue instrumentado con ventosa, la madre no presentaba lesiones evidentes. El neonato presentó una erosión superficial en la zona del cuero cabelludo en la que posteriormente se iniciaron las lesiones que se extendieron siguiendo una distribución circular. Paulatinamente involucionaron, hasta su remisión completa a los seis meses de vida.

La aparición de lesiones de molusco contagioso en el cuero cabelludo de un lactante tras un parto vaginal, sugiere una infección por Molluscum contagiosum transmitida verticalmente a partir de molusco contagioso maternos, conocidos o no.

La gran mayoría de los casos descritos, las lesiones aparecen en porción Cefálica y frecuentemente, adoptan una distribución circular.
Al tratarse de una enfermedad autolimitada, se puede optar por una actitud conservadora o tratamiento con curetaje, crioterapia o cantaridina tópica.

BIBLIOGRAFÍA

1. Leyva-Sartori M. (2017). Molusco contagioso. Dermatol Perú, 27(3), 156-160. Recuperado de http://www.dermatologiaperuana.pe/assets/uploads/revista_59mk_03_articulo_revision_rev_derma_27-3.pdf
2. Román R. (2011). Molusco Contagioso. Archivos Médicos de Actualización en Tracto Genital Inferior, 3(5), 32-35. Recuperado de https://www.medigraphic.com/pdfs/archivostgi/tgi-2011/tgi115g.pdf
3. Pimentel C., Peramiquel L., Puig L., (2004). Molusco contagioso Revisión. Farmacia Profesional, 18 (3) 72-77. Recuperado de https://www.elsevier.es/es-revista-farmacia-profesional-3-pdf-13059599
4. Monteagudo B., Cabanillas M., León-Muiños E., Suárez-Amor O., Vázquez-Blanco M., Corrales A.(2010). Molusco contagioso: ¿cuándo debería iniciarse el tratamiento?. Acta pedátrica Española, 68(2), 91-94. Recuperado de www.actapediatrica.com/index.php/.../138_2d5a2aa1fba37a2de8e6b9023beda3b4
5. Larralde M., Angles V. sf. Actualizaciones sobre Molusco Contagioso, Grupos de Trabajo de Dermatología. Recuperado de https://www.sap.org.ar/docs/publicaciones/molusco.pdf
6. Chang P., Lizama E, (2016.) Molusco contagioso y SIDA [AIDS and molluscum contagiosum], Our Dermatology Online. 7 (4), 482-482 Doi 10.7241/ourd.20164.132
7. Sánchez R., Covadonga C., Pérez V., Loureiro P.(2014). Molusco Contagioso. Cuadernos de atención primaria, 20(2), 94-95. Recuperado de https://www.agamfec.com/wp/wp-content/uploads/2014/08/Vol20_n2_8_Cadernos_Vol20_n2_rev2.pdf
8. Mira-Perceval J., Alcalá P., Betlloch I., Sánchez A. (2017). Molusco contagioso por transmisión vertical, Anales de pediatría, 86(5), 292-293. Recuperado de https://www.analesdepediatria.org/es-pdf-S169540331600014X

10. TRICOMONONIASIS
MD. Lisbeth Pruna

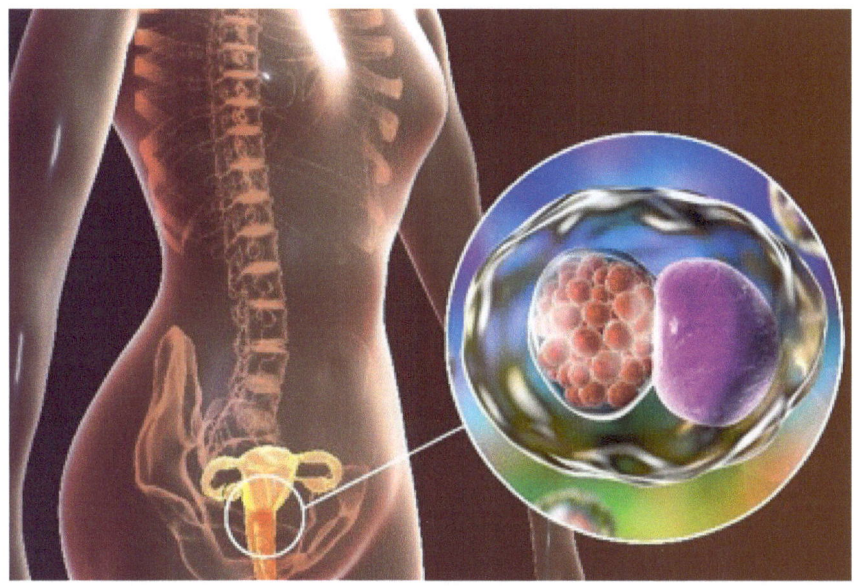

La vaginitis por tricomonas está causada por Trichomonas vaginalis, un protozoo flagelado unicelular que se contagia fundamentalmente por transmisión sexual. Es habitualmente asintomática en el varón y supone el 20% de todas las vulvovaginitis.

La infección por T vaginalis constituye una de las infecciones de transmisión sexual frecuentes en el mundo; en la embarazada se ha asociado a parto prematuro y recién nacido de bajo peso.
La Vulvovaginitis es una inflamación de la vulva, vagina y tejido endocervical ectópico

Esta inflamación puede acompañarse de leucorrea prurito escozor disuria y dispareunia   (Conrad et al., 2012; Hawksworth et al., 2015)

Etiopatogenia:
La tricomoniasis aparece con frecuencia asociada a otros microorganismos causantes de infecciones de transmisión sexual, como gonococos o clamidias, y se asocia a tener múltiples parejas sexuales
En el varón vive y se reproduce, pero raramente da clínica

Se desarrolla bien en medios alcalinos, y por ello hay una exacerbación de la clínica en los aumentos de la progesterona, como son la menstruación.

La persistencia se debe a reinfección por parte de la pareja
La Thichomonas vaginalis es un protozoo móvil, anaerobio, de forma ovoide, con una longitud de 10 a 20 μm, flagelado (fig. 1). Presenta en su membrana externa distintos antígenos, relacionados con su patogenicidad, lo que permite diferenciar diversos biotipos. La presencia de 4 flagelos en un extremo y de una membrana ondulante le confiere la característica movilidad al microorganismo. El crecimiento y reproducción óptimas se producen en condiciones de anaerobiosis.

Período de incubación
El período de incubación de las tricomonas en mujeres es muy variable, habitualmente entre 4 y 7 días, pero puede llegar hasta los 20.
Será transmisible mientras haya contacto con el microorganismo

Clínica:
Mujeres:
Leucorrea profusa fluida espumosa y amarillenta o amarillo-verdosa
Aspecto purulento con mal olor.
Eritema vaginal y ocasionalmente con petequias (cérvix en frambuesa)
Prurito intenso con lesiones en rascado
Dispareunia y disuria

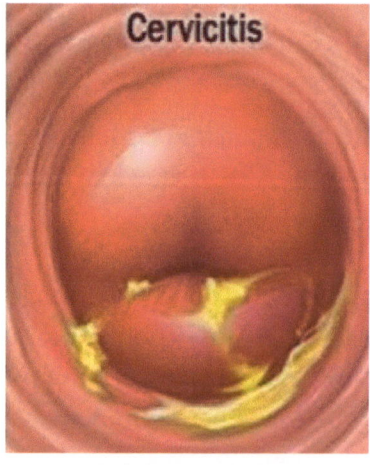

La tricomoniasis está asociada a adenitis inguinal, piosalpingitis, endometritis, uretritis, vaginitis, cervicitis, enfermedad inflamatoria pélvica (EPI) e infertilidad tubárica (26,27). En las mujeres embarazadas, predispone a la ruptura prematura de membranas (debido a la inducción de citocinas proinflamatorias producidas por el sistema inmune al atacar a T. vaginalis), lo que lleva a entrar en trabajo de parto pretérmino y a bajo peso al nacer.

Hombre:
Raramente provoca clínica y en todo caso será una balanitis inespecífica o uretritis

Los varones tienden a sufrir una infección asintomática y actúan como reservorios de T. vaginalis. Sin embargo, cuando la infección se hace evidente, puede manifestarse por secreción uretral serosa o purulenta, prurito en el glande, edema prepucial, erección dolorosa, eyaculación precoz y disuria. En cuanto a las complicaciones incluyen: uretritis, balanopostitis, prostatitis, cistitis, epididimitis y esterilidad (32); esta última se produce al unirse T. vaginalis a la cola y la cabeza del espermatozoide, limitando su motilidad (33). En la actualidad hay una controversia respecto a la relación entre la tricomoniasis en varones y la predisposición a padecer cáncer de próstata. Estudios (IATREIA Vol 27(2) abril-junio 2014)

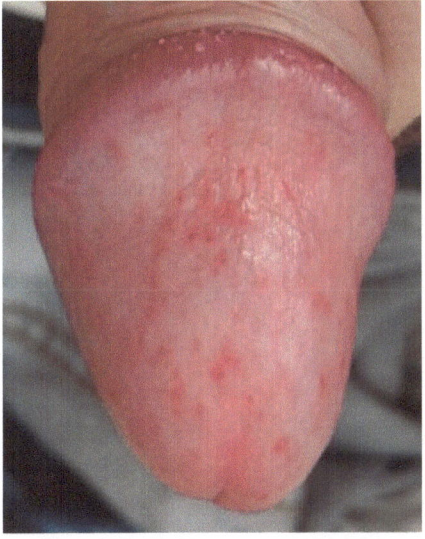

Complicaciones locales:
Hombres: Puede invadir uretra, próstata y vesículas seminales, prevaleciendo ahí incluso sin crear síntomas
Mujer: es responsable igualmente de uretritis no gonocócica.
Localizaciones Extra genitales:
La tricomona no sobrevive ni en mucosa oral ni en recto, por lo que la transmisión será entre vagina y pene, o bien de vulva a vulva

Factores de riesgo.
Los factores de riesgo consisten en tener:
- ✓ Relaciones sexuales precoces
- ✓ Múltiples parejas sexuales
- ✓ Antecedentes de infecciones de transmisión sexual
- ✓ Episodio previo de tricomoniasis
- ✓ Tener relaciones sexuales sin preservativo

Hábitat y ciclo de vida:
El transporte del parásito entre las mucosas en el acto sexual se hace mediante las secreciones de quienes participan en él como el flujo vaginal, el líquido preseminal y el semen. Una vez que el parásito invade la mucosa genital, tiene preferencia por localizarse, en el caso de la mujer, en las glándulas de Bartholino y parauretrales y en sus secreciones, además de la vagina y el cérvix. En el hombre coloniza principalmente el surco balano-prepucial, las glándulas prepuciales, la uretra prostática y las vesículas seminales. Una vez que el trofozoíto se encuentra en la mucosa, se reproduce mediante fisión binaria longitudinal con un período de incubación que oscila entre 4 y 28 días, y crece con la presencia de sales de hierro, como las que se encuentran en la sangre menstrual, y de la glucosa, presente en el epitelio vaginal durante la edad fértil; además, como ya se dijo, lo favorece el pH alcalino que genera tras colonizar el epitelio sano. El ser humano es el único hospedero de T. vaginalis y su trasmisión, por lo general, es por contacto sexual, aunque se ha demostrado que también es posible mediante el uso de fómites y ropa interior, porque el parásito puede sobrevivir en la orina durante tres horas y en el semen durante seis horas. Además, se han encontrado parásitos

vivos y con capacidad de infectar en inodoros, piscinas y zonas húmedas, tras 24 horas a 35 °C. En ambientes secos, calurosos y en la luz solar directa, el parásito muere aproximadamente a los 30 minutos (IATREIA Vol 27(2) abril-junio 2014)

Diagnóstico:
Anamnesis: Historia completa sexual y de exposiciones.
Si se diagnostica infección por tricomonas, se recomienda hacer estudio de otras enfermedades de transmisión sexual, con cribado de gonococia y sífilis.
Exploración física: Abdominal y Pelviana
En la exploración deben revisarse los anexos en busca de enfermedad inflamatoria pélvica
Laboratorio:
Hemograma completo/urocultivo beta-hCG
Cultivo: diagnóstico definitivo (Guía de práctica clínica 2014)

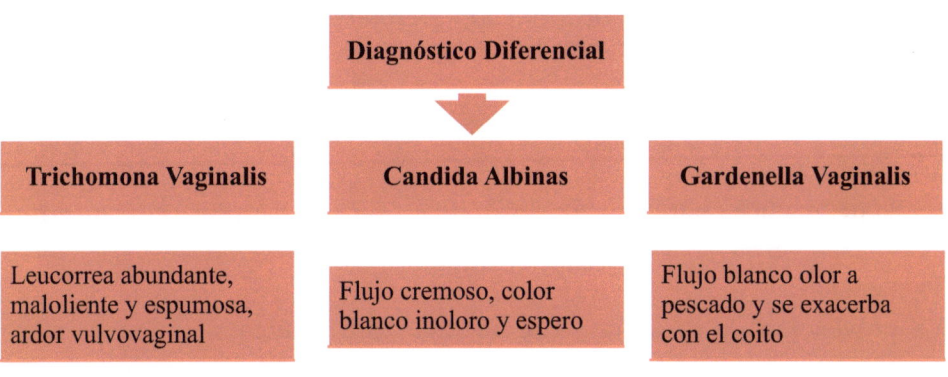

Adaptado (Leis & Garrido. 2015)

Mecanismo de acción
Profármacos que en un ambiente microaerofílico/ anaeróbico se vuelven tóxicos, produciendo lesión en el ADN. Forman aductos (unión directa de dos moléculas sin que se produzcan cambios estructurales) con proteínas que causan acciones inhibidoras y producen daño oxidativo en la célula por depleción de grupos tiol.

Tratamiento:
Primera elección: metronidazol 2 g, dosis única oral
Pauta también valida si no se tolera la anterior es con metronidazol 500mg cada 12 horas por 7 días.
El tinidazol 2 g oral monodosis es tan efectivo como metronidazol
Si hay persistencia o episodios recurrentes:
Metronidazol 2 g, en dosis única diaria oral, de 3 a7 días y local durante 15 días
Tinidazol 2 g, en dosis única diaria oral de 3 a 5 días
En mujeres asintomáticas: metronidazol 2 g, en dosis única oral
No es necesario el seguimiento posterior en pacientes que quedan asintomáticos
No consumir alcohol por el efecto antabus hasta 24-48 horas tras la última toma del metronidazol, o 3 días tras el tinidazol
Sino se puede usar metronidazol, se puede recurrir al clotrimazol en óvulos vaginales de 100 mg de 6 a 14 días
Manejo de las parejas sexuales:
Es necesario tratar a la pareja sexual. Es mas eficaz en el varón la pauta de 500mg cada 12 horas durante 7 días que la de la dosis única de 2 g de metronidazol.
Evitar relaciones sexuales hasta acabar el tratamiento y quedar ambos asintomáticos.
(Guía de práctica clínica 2014)

Prevención:
La prevención de la enfermedad incluye el tratamiento de las parejas sexuales. Se debe informar sobre la necesidad de abstenerse de mantener relaciones sexuales hasta la curación (una semana después del tratamiento).
La utilización de preservativos de látex o poliuretano, así como la reducción del número de parejas sexuales, puede reducir el riesgo de transmisión de la tricomoniasis vaginal. (Petrin D, Delgaty K, Bhatt R, Garber G.. 2003)

Infección en el embarazo

T. vaginalis puede producir complicaciones en el embarazo como rotura prematura de membranas, parto pretérmino o bajo peso al nacer. Algunos estudios, los mejor diseñados, cuestionan la necesidad del tratamiento sistemático de la T. vaginalis con metronidazol en el embarazo en pacientes asintomáticas porque no encuentran ninguna asociación a favor o en contra de que el tratamiento de T. vaginalis pueda prevenir estas complicaciones.

El metronidazol pertenece al grupo B de riesgo en el embarazo. No produce efectos teratogénicos en animales pero atraviesa fácilmente la placenta. Se debe intentar evitar en el primer trimestre del embarazo y si se decide usarlo en el segundo o tercer trimestre se utilizará la pauta de 2 gr en unidosis, al igual que en el periodo de lactancia si fuera necesario, ya que se excreta en leche materna.

La lactancia se podrá reanudar a las 12-24 horas. En cualquier caso, las pacientes embarazadas sintomáticas deben de ser estudiadas y tratadas.
El tratamiento también puede disminuir la transmisión perinatal, que suele ser poco frecuente. Se debe descartar infección por T. vaginalis en el primer trimestre del embarazo en las pacientes VIH positivas, ya que es un factor de riesgo de transmisión vertical del VIH. En caso de confirmarse y tratarse, se debe repetir la prueba 3 meses postratamiento. El tinidazol pertenece al grupo C de riesgo en el embarazo, por lo que evitaremos su administración durante el mismo, especialmente en el primer trimestre, y en la lactancia, que puede reanudarse tras 3 días desde la última dosis.

En el curso de un embarazo normal, la flora microbiana vaginal comensal juega un rol en la protección contra infecciones por una serie de mecanismos.

Durante el parto, las mujeres infectadas pueden transmitir el parásito verticalmente al recién nacido, produciéndole una infección genitourinaria (28) o una neumonía neonatal (29,30). En individuos que practican el sexo oral ha habido informes del parásito en las vías respiratorias bajas, produciendo neumonía.

Se consideran como factores de alto riesgo para el desarrollo de vulvovaginitis por Trichomona a la embarazada con historia sexual de cambio de pareja, con más de una pareja sexual en el último año o un diagnóstico de infección por clamidia en los últimos 12 meses (Rev Chil infectología. 2012)

La prevención primaria de las infecciones vaginales en el embarazo es la meta principal; sin embargo, esta aún no es efectiva. Por ello, se deben tomar en cuenta la siguiente recomendación:
En toda infección vaginal que pueda relacionarse con ITS se debe cumplir con las siguientes cuatro actividades (según la OMS)

1. Educación de los individuos en riesgo sobre las modalidades de transmisión de la enfermedad y los medios para reducir el riesgo de transmisión.
2. Detección de infección en sujetos asintomáticos y en sujetos que presentan síntomas, pero que probablemente no consulten servicios diagnósticos y terapéuticos.
3. Tratamiento efectivo de los individuos infectados que acuden a consulta.
4. Tratamiento y educación de las parejas sexuales de individuos infectados.

Se consideran como factores de alto riesgo para el desarrollo de vulvovaginitis por Trichomona a la embarazada con historia sexual de cambio de pareja, con más de una pareja sexual en el último año o un diagnóstico de infección por clamidia en los últimos 12 meses.

En pacientes con infección vaginal severa o recurrente, se debe investigar la presencia de factores de riesgo inherentes al huésped incluida la detección específica de diabetes mellitus.

La vaginitis por Trichomona vaginalis es una Infección de trasmisión sexual por lo que se deben evitar las relaciones sexuales, incluyendo el sexo oral, hasta que la mujer y su pareja hayan completado el tratamiento y seguimiento.

Si la mujer va a tener relaciones sexuales, se debe sugerir el uso de condón y se debe tratar a la pareja o parejas de los últimos seis meses. (Guía de practica clínica 2014)

Diagnóstico de laboratorio de infección vaginal en el embarazo
La observación directa de Trichomona vaginalis en frotis en fresco tiene una sensibilidad aproximadamente 70% en mujeres y de 30% en hombres. La lectura del frotis para la búsqueda de Trichomona vaginalis debe realizarse lo más rápido posible luego de la toma de la muestra, ya que la movilidad del parásito disminuye conforme pasa el tiempo.

Tratamiento en el embarazo y la lactancia
en el embarazo, metronidazol 2 g, en dosis única, oral, a partir del segundo trimestre.
Se puede repetir a las 48 h y a los 14 días. Como alternativa el clotrimazol óvulos, de 6 a 14 días (durante el primer trimestre para aliviar síntomas)
La lactancia se debe suspender durante 12-24 horas con la toma de metronidazol o 72 horas si fue tinidazol.

BIBLIOGRAFÍA

1. https://www.cdc.gov/std/spanish/tricomoniasis/stdfact-trichomoniasis-s.htm
2. https://www.healthychildren.org/Spanish/.../Trichomonas-vaginalis-Infections.aspx
3. https://www.intramed.net/85009
4. www.scielo.org.co/pdf/iat/v27n2/v27n2a07.pdf
5. www.cenetec.salud.gob.mx/descargas/gpc/.../081.../Vaginitis_ER_CENETEC.pdf
6. Costamagna S, Visciarellin E. Parasitosis regionales. 2nd ed. Buenos Aires: Editorial de la Universidad del Sur; 2008.
7. Ospina Diaz JM, Ariza Riaño NE. Tema de revision: Trichomonas Vaginalis. Rev. Salud. Hist. Sanid. 2008;3(3):1–33
8. Cabello R. Microbiologia y parasitologia humana. 3rd ed. México, D.F.: Panamericana; 2007.
9. Rojas Rivero L. Caracterización parcial de aislamientos de Trichomonas vaginalis: estudios relacionados con la virulencia y la patogenicidad. [La Habana]: Instituto de Medicina Tropical "Pedro Kourí"; 2004.
10. Rojas RL, Sariego RI, Sarría PC, Fraga NJ. Comportamiento "in vivo" de aislamientos de Trichomonas vaginalis, utilizando ratones NMRI como modelo experimental. Rev Chil Infectol. 2004;21(3):179–85.
11. Ovalle A, Martínez MA, de la Fuente F, Falcon N, Feliú F, Fuentealba F, et al. Prevalencia de infecciones de transmisión sexual en mujeres embarazadas atendidas en un hospital público de Chile. Rev Chil infectología. 2012 Oct;29(5): 517–20.
12. Hernández Álvarez H, Sariego Ramos I, Sarracent Pérez J. Infección humana por Trichomonas vaginalis y su relación con otros agentes patógenos. Rev Cuba Obs Ginecol. 2009;35(4):108–17.
13. Sutcliffe S, Neace C, Magnuson NS, Reeves R, Alderete JF. Trichomonosis, a common curable STI, and prostate carcinogenesis--a proposed molecular mechanism. PLoS Pathog. 2012 Jan;8(8):e1002801.
14. Alvis N, Mattar S, Garcia J, Conde E, Diaz A. Infecciones de transmisión sexual en un grupo de alto riesgo de la ciudad de Montería, Colombia. Rev Salud Pública. 2007;9(1):86–96.
15. Tamayo Acevedo LS, Guevara Romero E, López Martínez MI. Vaginosis bacteriana, Candidiasis y Tricomoniasis por citología cervico-vaginal en mujeres del régimen subsidiado, Medellín - Colombia, 2008. Rev Salud Pública Medellín. 2010;4(2):87–100.
16. Salas N, Ramírez J, Ruiz B, Torres E, Jaramillo L, Gómez J. Prevalencia de microorganismos asociados a IATREIA Vol 27(2) abril-junio 2014 204 infecciones vaginales en 230 mujeres gestantes y no gestantes sintomáticas del centro de salud La Milagrosa en el municipio de Armenia. Rev Colomb Obs Ginecol. 2009;60(2): 135–42.
17. López N, Gamboa E, Vera L, Castro M, Camacho L. Infecciones vaginales: condición relevante en un centro de reclusión. Prim. Congr. Nac. Investig. en Salud Pública, Oct.

BIBLIOGRAFÍA

27. 23, 24 y 25 2006. Bogotá D.C.: Pontificia Universidad Javeriana; 2006.
28. Ángel-Müller E, Rodríguez A, Núñez-Forero LM, Moyano LF, González P, Osorio E. Prevalencia y factores asociados a la infección Por C. trachomatis, N. gonorrheae, t. vaginalis, C. albicans, sífilis, VIH y vaginosis bacteriana en mujeres con síntomas de infección vaginal en tres sitios de atención de Bogotá, Colombia, 2010. Rev Colomb Obs Ginecol. 2012;63(1):14–24.
29. Bourg R. [Studies on the morphology of Trichomonas vaginalis Donne]. Bull Acad R Med Belg. 1957 Jan;22(6-7):346–60.
30. Sobel JD..
31. Vaginitis..
32. N Engl J Med, 337 (1997), pp. 1896-903
33. http://dx.doi.org/10.1056/NEJM199712253372607 | Medline
34. Kent HL..
35. Epidemiology of vaginitis..
36. Am J Obstet Gynecol, 165 (1991), pp. 1168-76
37. Medline
38. Bowden FJ..
39. Was the Papanicolaou smear responsible for the decline of Trichomonas vaginalis? Sex Transm Infect, 79 (2003), pp. 26.

www.ingramcontent.com/pod-product-compliance
Lightning Source LLC
Chambersburg PA
CBHW041134200526
45172CB00019B/1177